AF474235

DOCUMENTS

SUR LE

CHOLÉRA-MORBUS ASIATIQUE

CONSIDÉRÉ COMME

MALADIE CONTAGIEUSE OU COMMUNICABLE.

ABBEVILLE. — IMPRIMERIE JEUNET, RUE SAINT-GILLES, 108.

DOCUMENTS

SUR LE

CHOLÉRA-MORBUS ASIATIQUE

CONSIDÉRÉ COMME

MALADIE CONTAGIEUSE OU COMMUNICABLE,

Recueillis dans l'arrondissement d'Abbeville en 1832 & 1833,

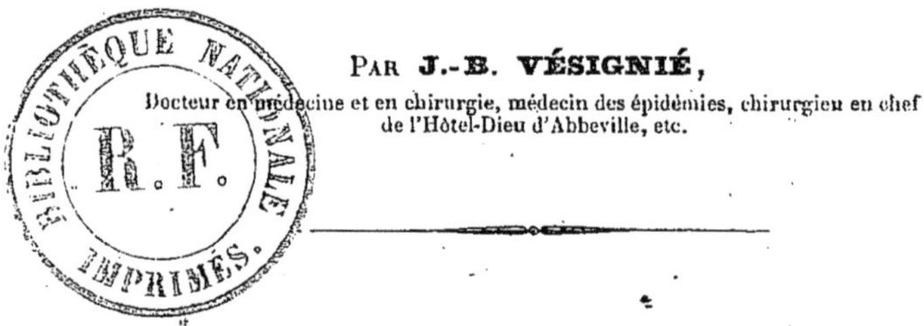

PAR **J.-B. VÉSIGNIÉ**,
Docteur en médecine et en chirurgie, médecin des épidémies, chirurgien en chef de l'Hôtel-Dieu d'Abbeville, etc.

CONSIDÉRATIONS GÉNÉRALES.

Parmi les nombreux écrits qui ont été publiés dans ces dernières années (1) sur le choléra-morbus, il en est peu qui ne contiennent des considérations plus ou moins étendues, sur la question de savoir si cette maladie est ou n'est pas contagieuse. Cette question, importante pour les médecins qui aiment à connaître la vérité, importante pour les gouvernements qui ont à cœur de surveiller la santé publique, est loin encore d'être résolue : et quand on considère les tra-

(1) 1831, 1832 et 1833. — Des circonstances particulières, étrangères à la *Société Royale d'Emulation* d'Abbeville et indépendantes de la volonté de l'auteur, ont retardé jusqu'à ce jour la publication de ce Mémoire. Si les faits

1848

vaux acquis à la science et les occasions si multipliées qui les ont fait naître, on croirait volontiers que le mode de propagation du mal est tout aussi obscur que sa propre nature.

Sur ce sujet, le monde médical est divisé en plusieurs camps, et la diversité des opinions a donné naissance à divers partis, qui n'ont pas toujours soutenu la guerre d'une manière fort généreuse. Les uns, sous la dénomination d'anti-contagionistes, n'ont rien aperçu dans le choléra-morbus qui pût faire admettre la possibilité de la contagion, et il faut avouer que c'est le plus grand nombre ; les autres, moins difficiles dans l'admission des preuves, ont franchement et ouvertement admis la contagion. En présence d'opinions si contraires, je crois devoir faire connaître quelques documents qui pourront un jour contribuer à éclairer une question qui ne saurait rester toujours indécise.

Dans une science toute d'observations, les questions sont jugées par les faits, et plus ceux-ci sont nombreux, plus la preuve est certaine. Pour arriver à la solution, on a recours aux faits positifs, et les faits négatifs ou contraires ne laissent pas que d'avoir un certain poids dans la balance. Mais en tout cas, un fait négatif ne saurait jamais détruire un fait positif ou affirmatif. Seulement, quand les faits négatifs sont très nombreux, ils commandent la plus grande circonspection dans l'admission des preuves. Voilà des principes que tout le monde connaît, et qui cependant sont quelquefois oubliés

que celui-ci renferme ont perdu le degré d'opportunité et d'à-propos qu'ils présentaient au commencement de 1834, ils n'en sont pas moins importants et dignes d'être connus, dans ce moment surtout où plusieurs gouvernements font étudier et surveiller de nouveau la marche du choléra-morbus, dont l'apparition dans les environs du Golfe Persique préoccupe assez vivement les esprits.

dans les recherches médicales. Je les rappelle, parce qu'on ne saurait les observer trop fidèlement, et qu'ils doivent me servir de guide dans les considérations que je vais présenter sur la propriété contagieuse du choléra-morbus, et dans la discussion des faits que je soumettrai ensuite.

Une chose m'a toujours étonné : c'est qu'on ne soit pas encore parvenu à s'entendre sur la véritable signification du mot contagion. Je n'entreprendrai pas d'accorder entre eux les nombreux dissidents ; car le temps passé dans les discussions de mots est très souvent du temps perdu. Mais comme je tiens à me faire comprendre, et que je veux éviter toute controverse inutile, je dois dire ce que j'entends par contagion. Or, je dis qu'une maladie est *contagieuse quand elle peut se communiquer avec les mêmes symptômes d'un individu malade à un individu sain plus ou moins disposé à la contracter*. Ainsi, pour moi, le mot contagieux et communicable sont synonymes, qu'il y ait ou non contact médiat ou immédiat, peu importe. Je laisse à d'autres le soin des définitions ; il suffit qu'on me comprenne.

Je dis qu'une maladie est contagieuse, quand elle *peut se communiquer*. En effet, pour admettre la contagion ou la communication, il n'est pas nécessaire que le mal attaque tous les individus qui s'y sont exposés ; car, si l'on exigeait cette condition, il n'y aurait pas une seule maladie contagieuse, pas même la siphilis. Il y a parmi les hommes des êtres privilégiés par leur complexion, et qui peuvent impunément s'exposer à la contagion. Dire quelles conditions présentent ou doivent présenter ces individus, serait chose impossible : mais le fait existe, et ne saurait être révoqué en doute. Il y a plus : c'est qu'au milieu des épidémies les plus meurtrières, des contagions les plus flagrantes, les individus épargnés sont les plus nombreux, dans la grande majorité des circonstances.

De ce que certains individus sont inaptes à recevoir un principe contagieux, ou qu'ils le reçoivent impunément, il suit nécessairement que ceux qui sont aptes à la contagion portent des conditions particulières et contraires. Il faut donc, pour qu'il y ait contagion, que l'agent du mal, quel qu'il soit, rencontre des individus disposés à percevoir son influence. Ici commence la série des observations ; et l'étude des dispositions plus ou moins patentes à la maladie peut conduire le médecin à désigner d'avance les individus les plus susceptibles, en même temps qu'elle conduit aux moyens qui peuvent modifier telle ou telle constitution d'une manière avantageuse, et la rendre rebelle à la contagion. C'est l'histoire de toutes les méthodes ou médications préservatives.

Non seulement il faut admettre pour une maladie communicable ou contagieuse des dispositions particulières, ou, si l'on veut, une susceptibilité quelconque, mais il faut encore reconnaître comme bien et dûment établi et prouvé par les faits, que les maladies réputées contagieuses ne le sont pas toutes au même degré, de la même manière et dans les mêmes circonstances. Ainsi, pour ne prendre nos exemples que dans les affections susceptibles de régner sur les masses, la variole est plus contagieuse que la rougeole, et celle-ci plus encore que la fièvre scarlatine. Je considérerais volontiers la variole comme le type des maladies contagieuses. Cette affection communicable, par contact, à distance, par inoculation, ne connaît plus aujourd'hui d'incrédules. Mais pour qu'une affection soit réputée contagieuse, il n'est pas nécessaire qu'elle le soit au même degré que la variole ; pas plus qu'on est obligé de ressembler exactement à ses parents pour conserver un air de famille. Ce qu'on a nommé infection, n'est à mes yeux qu'une contagion limitée, concentrée dans un foyer, peu susceptible de prendre une certaine extension, et qu'on peut pour ainsi dire enrayer à volonté. Mais, de là, jusqu'à la contagion la plus extensible, on peut établir beaucoup de degrés, que l'observation scrupuleuse découvre tous les jours.

Les constitutions médicales ont été depuis longtemps étudiées, et l'examen de la coïncidence de certains états atmosphériques déterminés avec le développement des maladies sur les masses, a certainement rendu de grands services à la médecine d'observation. Toutefois, les résultats auxquels on est parvenu ne concernent guère que les maladies ordinaires, telles que les affections catarrhales, les pneumonies, bronchites, etc. Mais dans les maladies spéciales, telles que la rougeole, la scarlatine, le choléra-morbus et autres, les constitutions médicales, tout en conduisant à des principes généraux de traitement, n'apprennent rien sur le développement et la propagation du mal. Pourra-t-on jamais découvrir pourquoi des variations atmosphériques du même genre accompagnent ou produisent, tantôt le croup, tantôt la coqueluche, tantôt une simple bronchite? Il y a donc, dans l'agent morbide ou productif d'une maladie, un principe insaisissable, inappréciable à nos sens. Ainsi, tous ceux qui ont voulu calculer d'avance la durée de telle ou telle affection spéciale, ont souvent été trompés dans leurs prédictions. Il n'est résulté de toutes ces combinaisons que certaines données générales susceptibles de nombreuses exceptions.

Ces réflexions sont principalement applicables à la marche du choléra-morbus. On a vu cette affection terrible sévir à la fois sur les pays les plus dissemblables par leur position topographique, tantôt suspendre son cours, tantôt prendre une extension plus grande, par toute espèce de température. Pendant qu'à Paris, l'arrivée des chaleurs de l'été semblait être la cause d'une recrudescence, on remarquait le contraire dans d'autres lieux, et notamment à Abbeville. Que peut-on conclure de là ? que la cause est insaisissable, et qu'il n'y a aucun rapport connu entre le développement du mal et telle ou telle constitution atmosphérique. En attendant que des travaux ultérieurs et plus heureux conduisent à quelque découverte importante sur ce point, les faits se montrent, et chaque jour enrichissent la science médicale.

Les faits relatifs à la transmission des maladies sont de deux espèces. Les uns, purement matériels, trouvent rarement des incrédules ; ainsi, quoiqu'on ne sache pas précisement ce que c'est qu'un *virus*, tout le monde, ou à peu près, s'entend sur ce point. La rage, la variole, la siphilis peuvent se communiquer par le moyen de cet agent pondérable et connu, tandis qu'on ignore comment se communiquent la peste et certaines autres maladies spéciales. Dans ce dernier cas, on ne peut démontrer absolument la contagion, puisque l'agent morbide est inappréciable, et qu'on admet son existence seulement par induction. Alors, les faits qui tendent à démontrer la contagion sont des faits logiques, dont il est permis de nier et le principe et les conséquences. Et voilà pourquoi on est si peu d'accord sur la contagion et la non-contagion de certaines maladies, et notamment du choléra-morbus.

La contagion n'explique pas tout dans les maladies contagieuses. Une maladie contagieuse peut se développer et se propager autrement que par voie de contagion.

De ce que telle maladie, réputée contagieuse, a eu un commencement, il suit qu'elle peut éclore spontanément dans des circonstances semblables à celles qui lui ont donné naissance ;

et la siphilis elle-même, peut-être, n'offre pas une exception absolue sur ce point. Une fois développée, la maladie s'éteint ou se propage. Si elle attaque ensuite un certain nombre d'individus, dans une même localité, alors elle a pu se propager, d'une part, par transmission d'un individu à un autre, et, en second lieu, se développer spontanément sur divers sujets, environnés de circonstances opportunes à son développement. Ainsi la variole, la rougeole, la scarlatine, que nous voyons si communément régner sur les masses, apparaissent-elles tout-à-coup et sans aucune filiation dans une localité (1). On voit bientôt, et sans cause connue, ces maladies attaquer des individus qui n'ont eu aucun rapport avec les premiers

(1) Dans une leçon orale très récente, M. Chomel s'exprime ainsi : « De » même que nous avons exposé les raisons qui nous faisaient penser que la » variole ne se développait jamais dans nos climats, de même nous ne croyons » pas au développement primitif de la rougeole sans communication conta- » gieuse. La raison sur laquelle nous nous appuyons est celle-ci : que la ma- » ladie a apparu à une certaine époque, qu'elle a été importée en Europe et » qu'elle était inconnue autrefois. C'est une affection importée ; nul doute » qu'elle ne puisse se reproduire dans les lieux où elle a pris naissance et » dans les mêmes circonstances que celles dans lesquelles elle s'est pour la » première fois produite. Mais si elle peut se reproduire dans ses lieux d'ori- » gine, elle ne se produira pas de toutes pièces dans nos contrées. Nous ne » la voyons régner que parce qu'elle se transmet, par contagion, d'individu » à individu. » (*Gazette des Hôpitaux*, 22 juillet 1845.)

Malgré tout le respect que je professe pour la haute sagacité de M. Chomel, je maintiendrai mon opinion. J'ai vu bien des fois les maladies dont il est question naître *ex abrupto* dans des villages, sans communication préalable, et sans qu'elles régnassent dans les environs. Il faut bien dès lors admettre pour le premier cas une cause autre que la contagion. Si l'on suppose que le principe contagieux se transporte seul avec toutes ses propriétés à d'énormes distances, on ne fait qu'émettre une opinion que rien ne justifie. D'ailleurs, on ne voit pas pourquoi les circonstances favorables au développement primitif des maladies précitées ne se produiraient pas dans certains cas donnés (1847).

malades ; et, dans le même lieu, on rencontre des sujets chez lesquels le mal s'est établi par suite de la fréquentation des infectés, d'une manière tellement frappante, qu'on ne saurait alors nier la contagion, sans nier l'évidence.

Ainsi : développement spontané, sous l'influence de certaines causes locales ou générales, d'un état particulier de l'atmosphère, comme on voudra ; apparition du mal chez des individus soumis aux mêmes causes ; transmission de la maladie des sujets infectés aux sujets sains : voilà ce qui se passe, toutes les fois qu'une maladie contagieuse règne avec concomitance d'une constitution épidémique : voilà, suivant moi, ce qui se passe à l'égard du choléra-morbus. Mais si la constitution épidémique n'existe pas, l'affection n'est plus qu'accidentelle ou sporadique, et ne peut plus se propager autrement que par voie de contagion, ainsi que nous le démontrerons par la suite.

Au premier abord, il peut paraître étonnant qu'après des épidémies cholériques si meurtrières les médecins n'aient pas encore pu vider la question qui nous occupe ; mais l'étonnement doit cesser, quand on rappelle ses souvenirs, quand on se reporte aux circonstances de ces terribles calamités. Comment en effet pouvoir, au milieu d'une si grande affluence de malades, suivre la filiation du mal, s'il en existe une ? Comment faire la part d'une opinion et celle de l'opinion contraire ? Comment adopter la contagion, quand on voit le mal envahir des maisons pour ainsi dire inabordables ? Comment expliquer par la contagion des masses incohérentes de faits si nombreux ? Disons donc que l'abondance des matériaux nuisit elle-même à la découverte de la vérité, et que la force des choses imposa des barrières insurmontables à la solution de cette importante question. Peut-être aussi quelques médecins oublièrent-ils trop aisément qu'une maladie pouvait à la fois se propager par l'influence primitive et productive, et par voie de contagion, et s'attachèrent trop à l'idée d'un procédé exclusif de développement.

Mais ce qu'on ne pouvait obtenir à Paris, et au milieu des grandes populations, devenait plus praticable dans les localités très circonscrites. Dans ces dernières, en effet, on peut souvent acquérir des renseignements certains ; on voit le mal prendre naissance et se développer ; on peut, en beaucoup de circonstances, en suivre la filiation, et si l'on possède des faits convaincants en matière de contagion, on les a puisés dans ce qu'on pourrait appeler les excursions du choléra-morbus, hors des foyers principaux, ou bien dans les lieux où il n'a pas régné sévèrement.

J'ai dit qu'une maladie réputée contagieuse pouvait se développer spontanément, ou, pour mieux-dire, sans transmission préalable, et l'invasion du choléra-morbus en France ne saurait guère être expliquée d'une autre manière, au moins satisfaisante. Ce fait étant admis, aussi bien que l'extension du mal par la seule influence épidémique, il ne reste plus à connaître que la possibilité ou l'impossibilité de la contagion. Mais, pour résoudre ce problème, a-t-on toujours suivi la voie la plus philosophique ? A-t-on toujours sagement et sans passion pesé les faits ? N'a-t-on pas quelquefois écarté des preuves, pour faire triompher des idées préconçues ? Enfin, n'a-t-on pas fait de cette question dans beaucoup de circonstances une question politique, une question de cordons sanitaires, de quarantaines et de lazarets ?

J'admets donc, avec mes adversaires, que le choléra-morbus, quand il se propage sur des masses, peut se développer sur un grand nombre de personnes, exclusivement par le fait d'une influence épidémique. En conséquence, loin d'élever des doutes sur ce point controversé, je fournirais au besoin beaucoup de preuves à l'appui. Mais qu'on y réfléchisse bien, cela ne prouve rien contre la possibilité de la contagion ; cela prouve seulement qu'elle n'a pas lieu dans tous les cas. Dire pour cela qu'elle n'a jamais lieu, serait contraire à la saine logique ; dire qu'elle a toujours lieu, serait contraire à la saine raison ; car en admettant même que la transmission pût s'effectuer à distance, on ne pourrait jamais donner une explication convenable et suffisante des espaces franchis, de certaines attaques inattendues et de quelques circonstances relatives à l'apparition du choléra-morbus.

Ceux qui prétendent qu'on peut impunément fréquenter les cholériques, les toucher, coucher avec eux ou dans le même appartement, les ensevelir, etc., sont contredits par une énorme quantité de faits. Dans toutes les localités, n'a-t-on pas observé que le choléra-morbus attaquait rarement une seule personne dans la même maison, qu'il se propageait avec violence dans certains quartiers d'abord envahis, et de maison en maison, qu'il se manifestait très communément sur les individus qui avaient donné des soins aux malades ? Les médecins, les sœurs de charité, les infirmiers, les gardes-malades, n'ont-ils pas payé un ample tribut à la maladie ? A la vérité, ce ne sont là que des faits généraux ; il est loisible à chacun de les expliquer suivant son opinion. On peut, dans son imagination, donner à l'influence épidémique une extension indéfinie, croire que la contagion n'a jamais lieu, parce qu'elle n'est pas démontrée matériellement, et que les sujets atteints après une communication avec les malades, étaient, comme leurs prédécesseurs, victimes de la seule cause universelle. J'ai moi-même dans les premiers temps adopté et soutenu cette manière de voir, et probablement je la conserverais encore, si des faits mieux étudiés, et plus faciles à suivre dans leur filiation, n'étaient venus ébranler et renverser mon opinion première. Mais en faisant aujourd'hui cet aveu, avec toute la bonne foi qui doit conduire l'observateur dans la recherche de la vérité, je me crois en droit d'avancer que, dans un grand nombre des recherches effectuées, on n'a pas assez tenu compte des analogies que le choléra-morbus pouvait présenter avec certaines maladies réputées contagieuses. En effet, on a, dès les premiers instants, considéré le choléra-morbus comme une affection *sui generis*, nouvelle par la forme qu'elle affectait, séparée des autres maladies connues par un espace immense ; et la majorité des médecins, attérée par l'impénétrable mystère qui cache encore la nature et la cause anatomique de cette terrible affection, attribua facilement le développement du mal à un agent universel qui planait sur les masses sans qu'il fût possible à celles-ci de s'y soustraire. L'invasion subite et encore inattendue de la capitale trouva les plus savants praticiens dans le plus grand dénuement de moyens efficaces, et dans la plus grande incertitude sur le mode de propagation de la maladie, malgré quelques publications étrangères assez importantes, et des relations dont le dévouement de plusieurs médecins français avait enrichi la science. Bientôt la force des circonstances, et des malheurs imminents, arrachèrent aux médecins des hôpitaux des déclarations qu'on devait rendre publiques, et sur lesquelles, toutefois, plusieurs ont cru devoir revenir. En d'autres temps, on aurait procédé d'une manière moins rapide, et l'on n'aurait pas tranché la difficulté sans avoir rassemblé et discuté de nombreux matériaux. Mais une impérieuse nécessité dictait aux médecins une opinion toute faite, une opinion qui fût généralement accueillie comme une démonstration. Combien restèrent et resteront longtemps encore sous l'empire d'une première impression !

Si, à la place du choléra-morbus, la scarlatine, la rougeole eussent envahi simultanément plusieurs points d'une immense localité, que serait-il arrivé? Rien autre chose que ce qu'on a vu dans les épidémies cholériques, c'est-à-dire, tantôt des attaques après fréquentation des malades, des maisons ou des quartiers infectés, tantôt des développements spontanés de la maladie régnante. Alors, tout naturellement, on eût attribué les secondes à l'influence de la constitution médicale, et les premières à la contagion. On n'a pas en effet de preuves plus palpables de la propriété contagieuse de la rougeole et de la scarlattine, qu'on n'en possède sur le choléra-morbus. Aussi, pour être conséquentes, certaines personnes ne craignent pas de nier la communicabilité de la rougeole et de la scarlatine. Une opinion préconçue peut ainsi conduire à révoquer en doute les faits les mieux établis, et la peste elle-même n'a pas été exemptée dans la révision qu'on veut faire subir à la classe des maladies contagieuses (1). Mais je n'écris pas pour ceux qui sont si exigeants dans l'admission des preuves, et je dis que le choléra-morbus s'est comporté comme certaines

(1) Telle était la tendance de certaines opinions en 1834. Aujourd'hui on est beaucoup moins exigeant dans l'admission des preuves. On ne nie plus la contagion de la rougeole, de la scarlatine et de la peste. On ne combat même pas M. Trousseau, quand il avance que la coqueluche s'est communiquée d'un enfant à un autre. Reste toutefois la fièvre typhoïde à laquelle beaucoup de savants praticiens refusent la propriété contagieuse, et sur laquelle on discutera éternellement, si les opposants ne vont pas observer la maladie dans les petites localités. Ceux que les faits publiés par M. Gendron n'ont pas réussi à convaincre, resteront probablement toujours incrédules. (1847.)

autres maladies réputées communicables, et qu'il serait difficile de trouver une analogie plus frappante. On m'objectera peut-être que je décide précisément ce qui est en question, et qu'on ne saurait établir aucune parité entre une maladie parfaitement connue, contagieuse de l'aveu général, et une maladie nouvelle, obscure, qu'on cherche à connaître. Je répondrai que je procède du connu à l'inconnu, qu'on n'a pas besoin de connaître l'essence d'une maladie pour démontrer qu'elle est contagieuse, que les faits sont toujours des faits, n'importe dans quelle doctrine, et que toute maladie nouvelle, qui se comporte comme une affection contagieuse, établit la présomption qu'elle doit l'être aussi, jusqu'à preuve contraire.

Les faits que je rapporterai prouveront suffisamment, je crois, que le choléra-morbus est contagieux, et alors on admettra sans peine le développement spontané, et le développement par communication, comme la représentation de ce qui s'est passé dans toutes les épidémies cholériques. Mais en supposant que les analogies soient insuffisantes pour établir la preuve de ce que j'ai avancé sur le mode de propagation du choléra-morbus, on restera dans le doute, et c'est ce qu'on aura de mieux à faire. Car si j'admets que, dans un certain nombre de circonstances, le mal s'est manifesté de lui-même, ou par l'influence générale, on ne pourra jamais prouver qu'il n'y a pas eu contagion dans les cas nombreux où les individus affectés sont tombés malades, après avoir fréquenté des sujets primitivement atteints.

D'après ce que je viens d'exposer, et d'après les faits connus, il serait peu logique d'avancer qu'on peut impunément visiter des cholériques. Si l'on présente comme des preuves vivantes de la non communicabilité du choléra tous les individus qui se sont journellement exposés sans danger à contracter la maladie, on avouera que ces preuves, toutes négatives, sont bien loin d'être concluantes ; car les exemples contraires abondent à l'infini. On n'a pas compté combien de médecins, de sœurs de charité, d'infirmiers et autres furent subitement frappés, combien furent victimes de leur dévouement ; et si l'on faisait un calcul général sur ce point, il ne serait pas, peut-être, à l'avantage des anti-contagionistes. Mais, quand même il serait établi que les individus précités fussent en nombre extrêmement minime, parmi les nombreuses victimes du choléra-morbus, que pourrait-t-on conclure ? Absolument rien : en effet, pour contracter une maladie contagieuse, il faut que le sujet présente des conditions particulières, des dispositions, et tous les individus ne sont pas aptes au même degré à percevoir l'influence d'une cause morbide, voire même celle d'un virus. Or, il est démontré, par l'expérience de tous les jours, que ceux qui consacrent leur vie aux soins journaliers et continuels des malades sont, de tous les sujets, les moins susceptibles. Ordinairement robustes, jamais timorés, habitués aux fatigues de leur profession, ils sont très souvent épargnés, au milieu des affections les plus contagieuses et les plus meurtrières. Un préservatif puissant les suit partout et les protége ; car on doit appeler de ce nom l'habitude de respirer avec impunité l'air plus ou moins vicié qui environne un grand nombre de malades, et de passer une partie de son existence au milieu d'atmosphères plus ou moins insalubres. Tous malheureusement ne jouissent pas de cette prérogative dans son entière plénitude ; et cela devait être, puisque tout ce qui tient à l'organisation des êtres vivants emporte avec soi la nécessité des différences et des exceptions.

Si, par un calcul authentique, on prouvait que les médecins, les gardes-malades et autres furent en proportion très exiguë dans les attaques du choléra-morbus, je prendrais acte du calcul, et j'en ferais une preuve de plus en faveur de la contagion. Sous le nom de miasmes, on désigne les agents invisibles à l'aide desquels une maladie se communique d'un sujet malade à un sujet sain. Ces miasmes, dont on ne connaît aucunement la composition, et qui doivent différer suivant l'affection qui les occasionne, se développent dans un nombre de cas beaucoup plus grand qu'on ne le pense. Ce sont eux en effet qui, dans une masure encombrée d'individus, déterminent la propagation de certaines fièvres graves ou typhoïdes, en établissant ce qu'on a nommé infection. Ce sont des miasmes qu'on respire dans une alcôve étroite où gît un sujet surchargé d'escarres gangréneuses. Mais ces émanations sont innocentes pour le médecin, depuis longtemps habitué à recevoir des principes analogues, qu'il a la puissance d'assimiler à mesure qu'ils lui parviennent. Elles sont plus malfaisantes pour les assistants dont le corps n'est pas encore aguerri. Mais si le médecin a pu se familiariser avec ces espèces de poisons, il n'est plus qu'un être comme un autre dès qu'il s'agit d'une influence épidémique et nouvelle ; il n'a plus pour résister à l'ennemi qui l'assiége que son courage moral et sa force physique. Placez cent médecins au milieu d'une armée ravagée par le typhus, il en restera plus que de soldats, toute proportion gardée. Vienne ensuite une épidémie de grippe, par exemple , et vos cent médecins paieront un tribut proportionnel, s'ils ne prennent pas plus de précautions que la masse de la population. Si donc le choléra-morbus est exclusivement le résultat d'une influence épidémique, chaque classe d'individus doit présenter une proportion quelconque, que les médecins eux-mêmes doivent partager, suivant leur position sociale. Il n'est pas possible d'échapper à cette conséquence, que l'immunité de certains individus tend à faire admettre la contagion, plutôt qu'une cause seulement épidémique ; car des exemples sans nombre prouvent que des sujets aguerris contre les émanations miasmatiques peuvent, en beaucoup de cas, affronter impunément des maladies contagieuses, tandis qu'on ne peut guère résister à des influences générales, nouvelles, ou qui n'ont pas encore eu d'analogues, autrement que par la bonne harmonie d'une constitution robuste, par certaines dispositions organiques, ou bien par un genre de vie qui maintient dans le corps un équilibre constant.

Les bornes et la nature de ce travail m'interdisent pour le moment l'arène des discussions, et je n'entreprendrai pas d'examiner et de réfuter les faits connus de non contagion, ou plutôt les faits dans lesquels la contagion ne s'est pas accomplie. Des exemples négatifs ne sont pas des preuves dans une thèse générale, à moins qu'ils ne soient toujours constants. Pour une question qu'on étudie, on ne doit jamais donner à un fait une extension telle, qu'il doive nécessairement servir de règle à tous les cas présents ou postérieurs ; et c'est là une vérité spécialement applicable aux choses médicales. Vainement on citera des circonstances dans lesquelles des individus exposés aux miasmes cholériques ne furent pas attaqués par la maladie, des faits où la maladie semble d'elle-même faire irruption dans une localité, sans qu'on puisse avec quelque vraisemblance signaler une voie de transmission. Ces faits, je les appelle négatifs, parce qu'ils n'empêchent pas les miens d'être vrais. Que dans l'opinion contraire on les nomme positifs, je le veux bien encore ; mais je ne saurais apercevoir dans les faits eux-mêmes que ce qu'ils renferment réellement ; savoir : d'une part que mille individus, par exemple, ont fréquenté des cholériques sans gagner la maladie ; d'une autre part, que certaines localités furent atteintes sans qu'il y ait eu chez elles importation visible et admissible ; que les mêmes faits pourront par conséquent se présenter une seconde fois, une troisième, etc ; voilà tout. On a tout simplement prouvé que beaucoup de personnes fréquentent impunément des cholériques, et que certains lieux seront envahis, malgré les plus grandes précautions, et par la seule force d'une influence générale. Mais si l'on prétend, par cela, que le choléra, dans d'autres circonstances, ne puisse jamais se communiquer d'un individu à un autre, je dis que les faits précités n'expriment aucunement cette conséquence, que la conséquence est étrangement forcée, qu'on fait une loi avec une fraction des événements, sans considération des événements contraires, et avant d'avoir mûrement examiné les autres conditions du possible. Le même reproche s'adresse à ceux qui, se fondant sur des exemples nombreux de contagion, prétendent que le choléra-morbus est essentiellement contagieux, qu'il ne peut exister sans la contagion, que la contagion existe partout et dans les cas mêmes où il n'a pas été possible de la constater. Certains contagionistes ont donc aussi forcé la conséquence des faits, vrai moyen de rencontrer des objections insurmontables. Mais je ne défends personne. Je cherche seulement la vérité dans un sujet qui réclame plus de bonne foi que de syllogismes, et je serai vrai, toutes les fois que je me renfermerai dans le contenu des faits eux-mêmes. C'est ainsi que j'entends la philosophie médicale.

Nul, plus que moi, n'admire le beau dévouement qui distingua les médecins, à l'époque de l'invasion du choléra-morbus, et notamment le courage que plusieurs montrèrent, en faisant sur eux-mêmes des expériences audacieuses. Quelques-uns s'inoculèrent le sang des cholériques, ou la matière des vomissements; d'autres, non moins courageux, ne craignirent pas de goûter et même d'ingérer une certaine quantité du fluide récemment sorti de l'estomac d'un moribond : d'autres enfin osèrent se couvrirent de vêtements encore imprégnés de toutes les exhalaisons d'un malade, ou coucher dans un lit infecté. J'ignore si tous furent préservés. Ces épreuves pourront fournir une belle page à l'histoire; mais on pourrait longuement discuter sur leur valeur scientifique. Elles sont trop peu nombreuses pour offrir quelque chose de concluant, et pour qu'on leur accordât une importance réelle dans la question de la contagion, il faudrait qu'elles fussent répétées un grand nombre de fois, dans des circonstances variées, sur des sujets ordinaires, et non pas sur des médecins pleins de courage et de confiance, déjà familiarisés avec tout ce que l'atmosphère infectée peut contenir d'impur, contre lesquels l'influence épidémique elle-même a déjà vainement épuisé son action. D'ailleurs il faut tant de conditions pour assurer un résultat positif à des expériences en matière de contagion, que, très probablement, on n'aura jamais sur ce point autres preuves que celles qui sont fournies par les événements et la force des choses ; et ces preuves seront encore les meilleures, puisqu'elles ne seront pas préparées.

Les mêmes réflexions s'appliquent aux expériences que M. Chervin avait proposées au gouvernement, pour résoudre la question qui nous occupe, expériences qui avaient principalement pour but de découvrir si le choléra-morbus était transportable par l'intermédiaire des corps inertes. Mais il s'agit dans ce cas de la contagion médiate, et c'est un sujet encore par trop obscur pour que je me permette de l'aborder. D'ailleurs, je ne suis pas assez versé dans la connaissance du régime sanitaire, pour discuter, avec M. Chervin, sur le chapitre des quarantaines et des lazarets. L'avenir dira si l'on peut, sans inconvénient, supprimer ces établissements, que la prudence institua. Il n'est pas défendu d'avoir peur, et ceux qui sont à la tête des affaires n'ont pas peut-être de plus grande responsabilité que celle qui pèse sur eux dans l'imminence des grandes calamités.

Pour mon compte, si j'avais des expériences à proposer, la première que j'adopterais, comme susceptible d'être féconde en résultats probatifs, serait la suivante. Etant donnée une localité infectée du choléra-morbus à un haut degré, avec tous les accessoires ordinaires et connus ; faire fréquenter cette localité et les malades, pendant un certain temps, par des individus d'âge et de conditions différents, mais sortant d'une localité très salubre ; faire transporter ces sujets restés sains ou devenus disposés à la maladie, ou bien malades, dans d'autres lieux également très salubres, et voir alors si le choléra-morbus se développerait sur les individus soumis à l'expérience et se propagerait plus ou moins. Si le mal puisé dans le premier foyer peut de cette manière apparaître dans une seconde localité, et s'y développer ensuite sur plusieurs individus mis en rapport ; si d'ici il peut être transporté dans un autre canton, etc., la contagion ou la communicabilité restera prouvée, autant qu'il est possible de le désirer, dans un cas où l'on ne peut offrir des preuves matérielles. Au contraire, si, par ce procédé, il est impossible de propager la maladie, il sera démontré que tout dérive d'une influence épidémique. Voilà le premier problème à résoudre ; viendrait ensuite, s'il y avait lieu, l'étude des corps inertes, susceptibles de recevoir et de conserver le principe contagieux.

Or, l'expérience que je propose, que l'académie de médecine elle-même indiquait dans son rapport du 13 septembre

1831, cette expérience, dont, je l'espère, on ne récusera pas la compétence, n'est plus à faire ; la force des circonstances seule l'a maintes fois effectuée. Il suffisait, pour découvrir la vérité, d'être à portée de suivre les évènements et d'en saisir la filiation. Les faits que je citerai, et dans lesquels je présenterai le douteux et le certain avec une égale véracité, m'appartiennent pour la plupart ; quelques uns ont été complétés par des renseignements puisés à des sources dignes de recommandation.

On verra, dans les observations que je vais rapporter, des faits de contagion dans des localités où il ne régnait aucune influence épidémique. Afin qu'il fût bien constant que le mal n'avait pu se propager autrement que par communication, j'ai choisi seulement, pour exemples, les circonstances dans lesquelles les habitants n'étaient aucunement prédisposés au choléra-morbus par une cause générale déjà appréciable, et où, par conséquent, la contagion doit s'opérer plus difficilement. J'aurais pu citer des exemples dans lesquels le choléra-morbus, importé d'un pays infecté dans une localité déjà prédisposée par l'apparition de phénomènes avant-coureurs, avait paru l'occasion d'une irruption générale, semblable à l'étincelle qui développe rapidement un immense incendie, quand elle rencontre des matières très inflammables. Mais des faits de ce genre n'auraient eu qu'une importance très secondaire, et chacun eût pu les expliquer à sa manière. Pour démontrer la possibilité de la contagion, il faut, je le répète, la démontrer dans les circonstances les moins favorables : c'est le meilleur moyen d'obtenir un résultat décisif.

Je me garderai bien d'invoquer l'opinion, généralement répandue dans les masses : cette opinion qui regarde le choléra-morbus comme une affection éminemment contagieuse. Nul, plus que moi, n'eut à combattre de plus nombreux préjugés, de plus grandes erreurs, et ne fut plus souvent obligé de s'élever contre des pratiques funestes. Mais on ne doit pas toujours rejeter ce que le peuple admet universellement ; et le *consensus omnium* qui, dans une foule de circonstances, constitue un axiôme de vérité, commande souvent la plus sérieuse attention. On a fait des traités sur les erreurs populaires, mais les ouvrages qui pourraient exposer les vérités populaires sont encore à faire. Oui, il y a des vérités populaires, et l'on considérera peut-être un jour comme telle la contagion du choléra-morbus. En effet, le peuple juge par l'évènement, et l'on ne saurait juger autrement la question qui nous occupe. Combien de fois n'ai-je pas entendu les cholériques me raconter la filiation de leur maladie, et me conduire ainsi de maison en maison, jusqu'au lit sur lequel ils étaient étendus. Je crois bien, toutefois, qu'en beaucoup de circonstances ici, le peuple a tranché la difficulté avant un examen préalable ; mais jusqu'à présent il est permis de douter que sa croyance soit contraire à la vérité. Dans tous les cas, il ne sera jamais ni impolitique, ni dangereux d'avouer publiquement la communicabilité du choléra-morbus ; car alors le peuple n'apprendra rien de nouveau.

Maintenant je vais laisser parler les faits qui font l'objet principal de ce travail :

HISTOIRES PARTICULIÈRES.

Première série, concernant l'année 1832.

PREMIER FAIT.

Importation, contagion limitée. 22 avril.

Le 17 avril 1832, le choléra-morbus se manisfesta dans l'enceinte d'Abbeville, où, depuis quelque temps, son arrivée nous était annoncée par la présence de phénomènes morbides dûs eux-mêmes à quelque influence vraiment épidémique. Trois jours auparavant, le village de Pont-de-Remy, situé à deux lieues au-dessus d'Abbeville, sur la rivière de la Somme, avait été envahi ; de sorte que la maladie avait, comme dans une foule de circonstances, paru suivre le cours de l'eau, d'autant plus que chez nous les premiers cas furent observés dans les rues les plus voisines de la Somme, et qu'il était impossible de les rapporter à la fréquentation de pays précédemment infectés.

Le choléra régnait donc par la seule force d'une influence générale, ce qui, peu de jours après, fut démontré par des attaques simultanées sur des points différents, où cette maladie semblait se propager avec facilité, formant ainsi plusieurs foyers parfaitement distincts.

La scarlatine régnait encore à l'est d'Abbeville, mais au nord et dans le haut pays, aucune affection répandue n'avait jusqu'alors altéré l'état sanitaire des communes rurales, lorsque le choléra-morbus se déclara dans Caumartin, hameau dépendant de la commune de Crécy, sur un individu récemment arrivé de la ville.

Caumartin, peuplé de 280 habitants, est situé à 20 kilomètres d'Abbeville, auprès et au-delà de la forêt de Crécy, sur le versant d'une côte qui borde la rive gauche de la petite rivière de Maie. Les maisons, étagées sur le rideau, présentent une espèce d'amphithéâtre tourné vers le nord, sont abritées contre les vents d'ouest par la forêt, et sont en général exiguës, mal aérées, souvent mal tenues. Le ruisseau qui passe au pied du hameau coule de l'est à l'ouest, dans un vallon étroit, sur un sol de sable et de gravier, sans présenter sur ses bords aucune des conditions propres aux vallées marécageuses.

Caumartin, en grande partie peuplé de bûcherons, est un lieu très salubre, et ses habitants, séparés de la ville par une distance notable et par une vaste forêt, vivaient en pleine sécurité, lorsque le choléra fut importé chez eux.

Le nommé Jacques Delarasse, âgé de 36 ans, ouvrier teinturier à la manufacture de draps fins d'Abbeville, sujet à la diarrhée, et éprouvant depuis deux jours cette indisposition, partit à pied le 22 avril (jour de Pâques), cinq jours après l'invasion du choléra-morbus, pour aller visiter des parents demeurant à Caumartin. A neuf heures du matin, il descendit chez son cousin François Delarasse, bûcheron. On commença la journée par un déjeûner, qu'on interrompit pour aller entendre la messe à Machiel, commune voisine. Au dîner, Jacques Delarasse mangea passablement, et accompagna de nouveau ses parents qui voulurent aller aux vêpres. Le reste de la journée se passa en promenades et en jeux ; mais on ne fit de part et d'autre aucun genre d'excès. Le soir, au moment du souper, le voyageur sentit un certain malaise, refusa de manger, et se coucha d'assez bonne heure. Tout-à-coup, des coliques violentes obligèrent Jacques à se lever, et pendant toute la nuit, il eut des selles extrêmement fréquentes, des vomissements, des syncopes. Le lendemain matin 23, M. Tilloloy, officier de santé, domicilié à Crécy, visita le malade, et reconnut tous les symptômes qui caractérisent le choléra-morbus asiatique. Après trois jours de médication active, on parvint à ranimer la vie presqu'éteinte : la réaction eut lieu sans accidents, mais fut suivie d'une convalescence pénible, dont les effets se firent longtemps sentir. Vingt jours après, Jacques revint à Abbeville, assis sur un âne, et apprit à son retour que plusieurs de ses voisins, de ses parents d'Abbeville, avaient eu le choléra-morbus, le jour ou le lendemain de son départ de la ville.

2e CAS. — Célestine Delarasse, âgée de 48 ans, atteinte le 1er mai du choléra-morbus, guérie après une convalescence très longue. Elle avait donné des soins assidus au précédent.

3e CAS. — Florentine Tillard, âgée de 44 ans, femme de François Delarasse, chez lequel Jacques était descendu, fut prise de diarrhée et de vomissements le 4 mai, après avoir lavé des linges qui avaient servi au premier malade qu'elle avait d'ailleurs soigné avec le plus grand empressement ; elle mourut le 11 mai.

4e CAS. — Alexandrine Belpaume, âgée de 6 ans, fille en premier lit de la précédente, atteinte le 8 mai, morte le 11, le même jour que sa mère avec laquelle elle avait couché.

Après le 11 mai, on rencontra dans le voisinage quelques diarrhées tellement insignifiantes, qu'on ne prit pas la peine de les enregistrer. Longtemps ensuite les villages environnants restèrent préservés, et ce ne fut qu'à une époque beaucoup plus reculée que le bourg de Crécy seul fut envahi par une voie tout-à-fait inconnue.

Ainsi pendant vingt jours le choléra a régné dans Caumartin. Trois cas seulement succédèrent au premier, et se manifestèrent exclusivement sur les individus qui s'étaient exposés à la contagion. Ce n'est point là certainement une maladie épidémique, suivant l'acception du mot, une maladie reconnaissant pour cause de propagation une influence générale, puisque les faits sont circonscrits entre quatre parents mis en contact immédiat. A la vérité, quelques personnes furent ensuite prises de diarrhées légères ; mais cette circonstance, d'ailleurs postérieure aux quatre cas de choléra, s'est présentée dans presque toutes les localités où la maladie a séjourné, même pendant un temps très court, et je ne dirai pas si elle doit être attribuée à un commencement de contagion, ou bien à la terreur que la présence du choléra-morbus pouvait occasionner. Seulement je dois faire remarquer que ces diarrhées n'avaient pas les caractères qui annoncent une participation réelle au mal redoutable qu'elles précèdent quelquefois. D'ailleurs, si les habitants eussent alors vécu sous l'empire d'une influence épidémique, très certainement la maladie n'eut pas été bornée si promptement ; elle eut nécessairement parcouru ses phases et son temps ordinaires.

Jacques Delarasse habitait dans la ville un quartier contigu à la rivière, celui dans lequel le choléra avait débuté. Les cinq premiers jours avaient ensemble fourni douze cas, et le sixième jour la maladie prenait son essor et fournissait douze cas nouveaux. Déjà, par conséquent, Jacques pouvait être saturé de l'influence épidémique, lorsqu'il partit pour Caumartin ; déjà même il en ressentait les premiers effets, et la course qu'il fit à pied aura pu donner plus d'empire au principe qui l'avait saisi, et devenir ainsi la cause déterminante du choléra-morbus.

A Caumartin, au contraire, régnait la salubrité la plus pure; une population laborieuse jouissait avec une grande sécurité de son isolement topographique ; aucune influence générale n'avait altéré la santé des habitants, les causes locales elles-mêmes n'offraient aucune particularité qui pût justifier le développement du choléra-morbus. Cela est si vrai que la maladie concentra ses ravages sur deux maisons et disparut ensuite sans retour.

Il est donc bien certain que c'est dans l'atmosphère même d'Abbeville que Jacques a puisé le germe du choléra-morbus, et l'importation est ici de la dernière évidence. Si cette maladie n'avait pas possédé la propriété contagieuse, elle aurait dû nécessairement s'éteindre avec ce premier sujet. Mais il n'en fut pas ainsi : les deux personnes qui lui avaient servi de gardes tombent malades les premières, et l'une d'elles communique à son tour le choléra-morbus à sa jeune fille qu'on avait eu l'imprudence de laisser constamment coucher avec elle ; trois individus seulement sont attaqués dans les limites de la fréquentation, deux succombent ; les rapports cessent, la maladie s'éteint ; et vingt jours après cette invasion accidentelle, on ne rencontre plus le moindre vestige du fléau qui avait momentanément menacé la population de Caumartin; évidemment une maladie contagieuse ne se serait pas comportée d'une autre manière.

On voit dans ce fait le choléra-morbus se développer loin d'un foyer principal, d'un foyer récemment établi, sur un individu qu'une prédisposition antérieure rendait éminemment susceptible, et qui déjà ressentait les premiers effets de l'influence générale ; l'origine est donc assez clairement précisée pour exclure toute espèce de supposition contraire. Mais cette influence, qui prépare les sujets ou détermine chez eux l'irruption de la maladie, n'avait pas encore franchi les murailles de la ville le 22 avril. Alors elle était absolument inconnue et complètement inappréciable loin du cours de la Somme, au-delà d'une forêt qui semblait devoir servir de rempart aux habitants de Caumartin. Dès lors, le mode de propagation du choléra-morbus dans ce hameau est un mode particulier ; c'est la contagion tout aussi patente qu'on peut la désirer pour les cas où l'agent transmissible n'est pas un agent pondérable ou matériel.

DEUXIÈME FAIT.

Importation, contagion. 11 mai 1832.

Le hameau d'Etalminy, peuplé de 64 habitants, dépendant de la commune d'Hocquincourt, est situé sur un lieu très élevé, légèrement en pente, et éloigné de tout cours d'eau, au milieu d'un pays très salubre, à 16 kilomètres sud d'Abbeville. Il ne renferme aucune cause locale plus malsaine que celles qui sont communes à toutes les campagnes des environs. Là, comme partout, les maisons sont mal tenues, mal aérées, étroites, et peu propres en apparence à l'entretien de la santé. Mais ces conditions sont si ordinaires dans nos communes rurales, que l'état contraire est tout-à-fait exceptionnel.

Jusqu'au mois de mai, le hameau d'Etalminy n'avait dans son état sanitaire offert aucune circonstance qui pût faire craindre une irruption prochaine de la maladie régnante. A cette époque, le choléra-morbus était à son summum d'intensité à Abbeville, et la maladie, dans la direction d'Etalminy, n'avait pas dépassé le village du Pont-de-Remy, éloigné de 8 kilomètres du hameau précité.

Louis-François Maillard, âgé de 34 ans, marchand colporteur, habitant d'Etalminy, était allé faire une tournée dans le Marquenterre, au commencement du mois de mai. Il quitte ce pays, traverse Abbeville, le Pont-de-Remy, et arrive chez lui le jeudi soir 10 mai, en état de souffrance. Le vendredi 11, il est attaqué du choléra-morbus et succombe le 13. Alors la maladie se propage dans l'ordre suivant.

2e CAS, *même maison*.—Elisabeth Dargent, veuve Deneux, âgée de 65 ans, belle-mère de Maillard, vivant chez lui, atteinte le 13 mai, à midi, morte le 14, dans la matinée.

3e CAS.—Madeleine Deneux, femme de Maillard, atteinte le 13, en même temps que sa mère, a fini par se rétablir après une convalescence des plus longues et des plus pénibles.

Sous le même toit, une simple cloison séparait la famille Maillard de la suivante.

4e CAS, *seconde maison*.—Augustin Vacavant, âgé de 40 ans, attaqué le 13 mai, n'a pas succombé.

5e CAS.—Elisabeth Deneux, femme du précédent, et sœur de la femme Maillard, n° 3, atteinte le 13, morte le 14.

6e CAS.—Firmin-Emile Vacavant, âgé de 10 ans, tombé le 13, n'a pas succombé.

Il est important de remarquer que Vacavant, sa femme et son fils, étaient couchés tous les trois dans le même lit. Tous les trois furent attaqués le même jour, et restèrent sur le même grabat. Une odeur infecte s'exhalait autour d'eux, et l'on eut grand' peine à trouver quelqu'un qui voulût se charger d'enlever le cadavre de la femme. Cependant Vacavant et son fils eurent le bonheur ou le hasard de se rétablir après une longue convalescence.

Une cour de 5 à 6 mètres séparait la maison Vacavant de celle de Meurice.

7e CAS, *troisième maison.*—Marie-Catherine-Judith Farcy, femme de Pierre Meurice, âgée de 58 ans, attaquée le 15 mai, et décédée le 16.

8e et 9e CAS.—Pierre Meurice, âgé de 62 ans, et son fils, âgé de 17 ans, tous les deux attaqués le 16, n'ont pas succombé.

10e CAS, *quatrième maison.*—Félicité Farcy, femme Billoré, âgée de 48 ans, attaquée le 17, a guéri. Cette femme avait donné quelques soins aux autres malades, et avait même enseveli sa sœur, la femme Meurice, nº 7.

11e CAS. — Jean-François Billoré, fils de la précédente, âgé de 16 ans, attaqué le 17, n'a pas succombé.

Sur ces onze cas, sept seulement peuvent être considérés comme représentant des attaques très graves. Les autres n'étaient que de fortes cholérines, qui n'attestent pas moins l'influence de la cause qui avait donné naissance aux premiers.

Les villages environnants, consternés d'une mortalité si rapide, et dont on exagerait encore l'étendue, eurent soin d'éviter tous rapports avec le hameau d'Etalminy, et l'épouvante était devenue si générale, que l'autorité locale éprouva les plus grandes difficultés pour faire inhumer les victimes. La maladie fut bornée, et les communes voisines furent préservées pendant plusieurs mois. A une époque beaucoup plus reculée, on signala dans les environs quelques cas isolés qui n'ont pas été vérifiés et sur lesquels je ne possède aucun renseignement. Aux mois de juin et de juillet, la fièvre scarlatine se manifesta épidémiquement à Hocquincourt, et, pendant toute sa durée, on ne rencontra pas un seul cas de choléra-morbus.

Pendant que le choléra s'éteignait à Etalminy, le village d'Hocquincourt, éloigné seulement d'un kilomètre, était le théâtre d'une affreuse catastrophe, dont il importe que je fasse ici mention, car les deux faits se joignent par une filiation qu'on ne saurait méconnaître.

Pierre-François Deneux, d' Hocquincourt, âgé de 42 ans, espèce de mauvais sujet, que rien ne pouvait effrayer, avait enseveli plusieurs cadavres à Etalminy. Il descendit ensuite dans deux puits, où il passa plusieurs heures à travailler, après quoi il se mit à broyer du mortier avec ses pieds, pendant qu'une pluie abondante l'inondait de toutes parts, et plafonna sa maison. Couché au sein d'une atmosphère éminemment humide, il tomba malade le 17 mai et mourut le 19. Ses deux fils, âgés, l'un de 7 ans et l'autre de 5, furent attaqués tous les deux le 19 et succombèrent, le premier le 20 et le second le 21. Deneux était tellement redouté dans son voisinage, que personne ne voulut le visiter pendant sa maladie. Et ses enfants moururent comme lui, sans avoir reçu le moindre secours.

En ce qui concerne le hameau d'Etalminy, je ne crois pas qu'on puisse élever aucun doute sur le mode de développement du choléra-morbus. Evidemment, l'arrivée de Maillard établit l'origine par importation, et les cas suivants indiquent la contagion dans un pays d'ailleurs éminemment salubre. Une influence épidémique, pour expliquer un fait semblable, serait une supposition gratuite, que les circonstances antérieures et postérieures doivent faire entièrement rejeter. Maillard rentre chez lui déjà malade, il succombe; ensuite on voit la maladie envahir successivement d'autres individus, en commençant par les plus rapprochés, passer de la première maison dans la seconde, de celle-ci dans une autre, et de la troisième attaquer la femme Billoré qui venait d'ensevelir sa sœur, laissant absolument intacts les sujets qui n'ont pas fréquenté les malades. L'atmosphère morbide semblait ne pas dépasser le rayon des cabanes infectées, ou bien, si l'on veut, le mal importé trouva des êtres si peu disposés à percevoir son influence, que la contagion ne put s'effectuer qu'à des distances très-rapprochées. A ceux qui ne trouveront rien de contagieux dans ce fait, je me permetterai de demander comment, dans des circonstances semblables, se serait comportée une maladie contagieuse? Ce qui serait arrivé si Maillard, retardant son retour, eut succombé dans son voyage.

Quant à la catastrophe d'Hocquincourt, ou peut la considérer comme un épisode intimement lié au fait d'Etalminy. Pierre-François Deneux avait enseveli les cadavres de plusieurs cholériques. Voilà la première circonstance : aurait-il été lui-même, avec son courage éprouvé, saisi du choléra-morbus, s'il n'avait pas ensuite commis les plus grandes imprudences? ces imprudences eussent-elles seules déterminé le choléra dans un pays très salubre? Pour un fait de cette importance, et quand on cherche la vérité, on doit tenir compte de toutes les circonstances. Assurément, il serait impossible d'admettre ici l'existence d'une cause générale, puisqu'après la maison de Deneux, aucune ne fut envahie. Alors les imprudences commises par Deneux rentrent d'elles-mêmes dans la loi commune, et auraient dû produire chez lui une pneumonie, un rhumatisme général, plutôt que le choléra-morbus. Il y avait donc chez cet homme une prédisposition à laquelle les causes postérieures auront dû donner une plus grande énergie, et cette prédisposition doit être logiquement attribuée à la fréquentation des lieux infectés, au contact de cadavres cholériques. Les deux enfants de Deneux n'étaient pas sortis d'Hocquincourt, tous les deux furent atteints du choléra-morbus le 19, jour où leur père mourut, et cette succession entraîne nécessairement la conséquence d'une seconde contagion. Car ce serait par trop reculer les bornes du possible, que d'attribuer aussi la maladie et la mort des deux enfants exclusivement à l'humidité qui régnait dans la maison.

Il me paraît donc établi : 1° que le choléra-morbus a été importé à Etalminy ; 2° qu'il s'est communiqué par voie de contagion; 3° que d'Etalminy cette maladie a été transportée à Hocquincourt, où elle s'est de nouveau transmise à deux individus.

TROISIÈME FAIT.

Contagion très-circonscrite. 24 juin 1832.

A une petite distance de la rive gauche de la vallée de Somme, à cinq kilomètres sud d'Abbeville et sur un lieu élevé, l'on rencontre un petit village nommé Villers. Le sol en cet endroit, légèrement incliné du côté de la vallée, facilite l'écoulement des eaux pluviales, l'air y circule partout et parfaitement, et cette localité peut être considérée comme une des campagnes les plus salubres, comme elle est une des plus agréablement situées des environs. Malgré la longue persistance des vents du nord, aux mois de mai et juin 1832, l'influence épidémique qui avait manifesté et manifestait encore sa présence sous diverses formes dans notre ville, n'avait pas encore entamé le faubourg des Planches, situé au sud ; presque tous les villages dans la direction de Villers conservaient leur salubrité première, et Villers lui-même était du nombre des localités privilégiées, lorsque le choléra se déclara tout-à-coup au centre du village, dans une maison aisée et bien tenue, sur la nommée Angélique Martin, femme Robbard, arpenteur.

Cette femme, âgée de 42 ans, fréquentait depuis quelque temps Abbeville, où journellement elle apportait des provisions ; elle a même déclaré que plusieurs fois elle était entrée dans des maisons où il y avait alors des cholériques. Le 24 juin 1832, vers les quatre heures du matin, elle ressentit les premiers symptômes du choléra-morbus, et son état devenant de plus en plus alarmant, on fit appeler huit heures après M. Guerdoux, officier de santé du lieu. Le mal était violent, et les secours étaient déjà tardifs ; aussi les moyens employés furent-ils inefficaces. Le lendemain 25, je visitai moi-même la malade que je trouvai sans pouls et menacée d'une mort prochaine. Mes efforts restèrent aussi sans succès, et la femme Angélique Martin succomba le 26, à dix heures du soir, dans la période algide.

Honorine Martin, âgée de 36 ans, voisine de la précédente, jouissant alors d'une très bonne santé, s'était empressée de voler au secours de sa sœur, dès le début de sa maladie ; mais elle ne put longtemps lui prodiguer ses bons soins ; le 25, à onze heures du soir, elle commençait à souffrir, et bientôt son malaise augmentant, la conduisit au choléra le mieux caractérisé, à tel point que M. Guerdoux, comparant l'intensité du mal avec la puissance souvent illusoire des moyens thérapeutiques, pronostiqua une mort presque certaine. Cependant les secours furent promptement administrés et parurent enrayer la maladie. La réaction se fit graduellement, sans secousse ni congestion, fut complète le 30, et le 4 juillet, neuf jours après le début, la convalescence s'établit d'une manière franche et soutenue.

Enfin, un enfant de 13 ans, fils d'Angélique Martin, et habitant la même maison, fut atteint le 1er juillet, pendant la nuit, d'une manière à la vérité moins grave que les deux premiers sujets, mais assez violemment pour faire admettre, aussi pour son compte, l'existence du choléra-morbus ; il fut plus heureux que sa mère, et guérit beaucoup plus rapidement que sa tante ; dès le 4 juillet, on put le considérer comme convalescent.

Ainsi, trois cas seulement, sur lesquels on constate un seul décès, composent le tribut payé par la population de Villers au choléra-morbus de 1832. Après la maladie de l'enfant, on ne rencontra plus le moindre vestige d'une affection tant redoutée, d'une affection qu'une excessive réserve de la part des autres habitants avait pu contribuer à éteindre dans le foyer primitif de développement.

Il serait difficile d'élever des doutes, pour ce fait, sur l'origine du choléra-morbus. C'est dans les murs mêmes d'Abbeville qu'Angélique Martin a puisé le germe de sa maladie, soit par la fréquentation des maisons infectées, soit par son séjour dans une atmosphère épidémique, soit par l'une et par l'autre. Avant et après cette attaque imprévue, l'air de Villers était trop pur, la maison Robbard trop bien tenue, pour qu'on puisse admettre une cause locale avec quelque apparence de raison. Il n'est pas moins irrationnel de penser que l'influence générale, reconnue pour la ville, prenant une extension au sud, ait été choisir à une lieue trois sujets, trois parents , pour respecter à côté d'eux une population entière, assez agglomérée. Une constitution épidémique n'est pas un être capricieux ; elle plane de toute nécessité sur un espace d'une certaine étendue, et perd son nom et son existence là où elle ne se trahit point par la simultanéité de faits analogues. La contagion, au contraire, est dans toutes les maladies sujette à une foule d'irrégularités apparentes, subordonnées à la disposition présente des individus mis en rapport, aussi bien qu'à l'état des circonstances de localité, et cela est démontré pour tous ceux qui ont étudié le développement des maladies réputées contagieuses.

Peut-être trouvera-t-on dans ce fait la propagation par trop limitée ; pour admettre la contagion, peut-être sera-t-on tenté d'attribuer à la peur les deux cas postérieurs au premier. Mais il est à remarquer qu'Honorine, second cas, était douée d'un courage peu ordinaire, et que, pendant toute la durée de sa maladie, elle a conservé la plus grande confiance, souvent même de la gaîté, ce qui, selon moi, n'a pas peu contribué au succès du traitement. Elle ne connaissait pas la crainte qui, chez certains individus, constitue la plus fâcheuse prédisposition, et qui, selon quelques-uns, suffit pour déterminer la maladie. Quant à l'enfant, bien qu'à son âge il pût déjà vivre sous l'empire des passions, il a paru tout aussi impassible que sa tante, et rien avant sa maladie n'a décélé l'impression que la mort de sa mère avait pu produire sur son esprit. D'ailleurs, comme le fait en lui-même est absolument semblable aux autres et qu'il n'en diffère que par le nombre, il se trouve radicalement expliqué par eux, et je conclus naturellement qu'il s'est opéré par le même procédé, c'est-à-dire, par importation et contagion.

QUATRIÈME FAIT.

Importation, contagion circonscrite. 9 juillet 1832.

Quand on jette un coup-d'œil sur les nombreuses localités envahies par le choléra-mobus, on reconnaît que cette affection a sévi sur des pays dissemblables par leur position topographique ; mais, au milieu de toutes ces attaques, on reconnaît aussi qu'en général la maladie affectionnait singulièrement le voisinage des rivières, des vallées et le bord de la mer. Aussi l'invasion des pays élevés compose une fraction assez minime en comparaison des nombreux ravages que les autres contrées eurent à supporter. Dans nos environs, les vallées de la Somme, de l'Authie et de la Bresle, les villages les plus voisins du rivage de la mer, voilà les foyers principaux, hors desquels on ne rencontre plus que des attaques partielles, des importations et la contagion. J'emprunte dans l'arrondissement d'Amiens le fait suivant qui concerne le bourg d'Oisemont, et dont les détails m'ont été transmis par M. Bellart, officier de santé, témoin oculaire.

Le bourg d'Oisemont est situé à 20 kilomètres environ sud d'Abbeville, sur un lieu très élevé et sur le versant d'un rideau, les maisons contiguës et très ramassées en général, sont étagées par rues transversales ou perpendiculaires, et présentent dans leur ensemble un amphithéâtre bien découvert, regardant le midi plein. Les habitations sont généralements bien aérées, bien tenues, annoncent presque toutes une certaine aisance, et composent par leur réunion l'aspect d'une petite ville. Aux extrémités seulement on voit quelques maisons isolées, dont plusieurs sont assez misérables. Du reste, on ne rencontre dans ce bourg aucun cours d'eau et les rues, par leur disposition, sont promptement nétoyées par les eaux pluviales. Un vallon sec, qui s'étend à l'est, commence au pied d'Oisemont et reçoit les eaux supérieures qu'il transporte rapidement à une longue distance. Ce bourg, favorablement situé, n'est sujet à aucune affection épidémique ; il jouit, comme les villages environnants, d'une salubrité constante et parfaite.

Comme chef-lieu de canton, Oisemont possède des marchés importants qui chaque semaine attirent une certaine affluence des environs. Chaque mois, le marché des bestiaux amène grand nombre d'étrangers assez éloignés et notamment les bouchers d'Abbeville, de Blangy et autres lieux. Malgré ces circonstances qui multiplient les rapports qui fournissent des occasions d'excès en tous genres, cette commune avait atteint le 8 juillet 1832, sans avoir encore ressenti la moindre altération dans son état sanitaire. On n'y avait encore rencontré aucune espèce d'affection qui offrît quelque rapport avec les affections cholériques et qui dénonçât une participation quelconque à l'influence épidémique ou générale, sous l'empire de laquelle le choléra-morbus avait pris naissance à Abbeville et dans quelques communes de la vallée de la Somme. Dans les environs, aucun village n'avait ressenti la moindre attaque. Le hameau d'Etalminy, éloigné de plus de 10 kilomètres, avait seul, comme je l'ai dit antérieurement (2e fait), subi l'importation, laquelle n'avait produit qu'une propagation circonscrite dans le cercle des rapports.

Le nommé Alexis Poiret, âgé de 26 ans, natif d'Oisemont, servait en qualité de valet de meunier, à Pont-de-Remy, première commune infectée dans l'arrondissement d'Abbeville, commune où l'on rencontrait encore au mois de juillet quelques cas de choléra-morbus. Cet individu voulant, suivant l'usage, saisir l'occasion de la fête patronale d'Oisemont pour visiter sa famille, arriva chez son père, Chrysostôme Poiret, le dimanche 8 juillet 1832. Pendant cette journée, il prit part aux divertissements ordinaires, sans se livrer cependant à des excès réels. Le lendemain 9 juillet, à 11 heures du matin, il fut atteint du choléra-morbus le plus grave, secouru promptement, et mourut le même jour à 5 heures du soir, après six heures de maladie.

Ce n'était là qu'un cas isolé, tout-à-fait accidentel. Cependant il imprima sur toute la population une terreur d'autant plus grande, que la mort avait été plus rapide, et que ce premier exemple concernait un sujet récemment arrivé d'une commune que tout le monde connaissait comme une des plus ravagées par le fléau. Dès lors, l'intérêt égoïste de la conservation individuelle inspira la réserve et la défiance, et par une intuition universellement sentie, chacun évita de conserver aucun rapport avec la maison envahie. Il devenait d'autant plus facile d'éviter la famille Poiret que cette dernière habitait une cabane isolée, située à l'une des extrémités du bourg, et séparée de celui-ci par une grande place. Aussi pendant toute la durée de la maladie, les cholériques ne furent fréquentés que par leurs proches parents, par le curé et le médecin.

Après la mort d'Alexis Poiret, le choléra-morbus ne tarda pas à faire sentir sa propriété communicable. Voici le tableau complet de tous les cas observés postérieurement.

2e CAS. — 13 juillet. — Marie-Rosalie Hurtel, veuve de Joachim Fréville, âgée de 61 ans, indigente, atteinte le 13 juillet, à 9 heures du matin, décédée le même jour, à 6 heures du soir. Neuf heures de maladie. Cette femme avait enseveli le cadavre d'Alexis Poiret.

3e CAS. — 14 juillet. — Cyprien-Joseph Poiret, âgé de 26 ans, cousin-germain du no 1er, atteint le 14 juillet, à neuf heures du matin, mort le même jour, à six heures du soir. Ce jeune homme, vivement affecté de la mort de son cousin, dont il avait été témoin, avait embrassé le cadavre au moment du décès. Le 14 juillet, il était sorti pour une course extérieure ; mais il avait à peine quitté le bourg, que des douleurs atroces l'obligèrent de revenir en toute hâte, il n'eut pas la force de rentrer chez ses parents, et se jeta dans une maison non habitée, à l'entrée du village ; à onze heures, il fut transporté à l'hôpital.

4e CAS. — 15 juillet. — Pauline Poiret, âgée de 15 ans, sœur du no 3 et cousine du no 1er, atteinte le 15 juillet, à 10 heures du matin. Avant sa maladie, dont elle guérit parfaitement, cette jeune fille n'était point encore réglée. Mais pendant les violents accès de vomissements qu'elle eut à supporter, les menstrues parurent. Cette circonstance est assez intéressante pour mériter qu'on en fasse mention, d'autant plus qu'elle a pu devenir l'agent principal de la guérison.

5e CAS. — 15 juillet. — Pierre-François Poiret, âgé de 18 ans, frère du no 1er, demeurant dans la maison paternelle, lieu primitif d'invasion, attaqué le 15, à 4 heures du soir, mort le lendemain 16, à 2 heures du matin. Dix heures de maladie.

6e CAS. — 16 juillet. — Marie-Geneviève Fréville, âgée de 27 ans, habitant la maison de sa mère, no 2. Attaquée le 16, à midi, décédée le lendemain, à 2 heures du matin. Dix heures de maladie. Cette femme mariée, séparée de son mari, et réfugiée chez sa mère, passait son temps à mendier. Elle était sur un chemin, lorsqu'elle fut saisie du choléra-morbus. Ne pouvant rejoindre Oisemont, elle resta deux heures au milieu des champs, et fut alors recueillie par la voiture de l'hôpital.

7e CAS. — 16 juillet. — Vilbrode Fréville, âgé de 24 ans, journalier, fils du n° 2, frère du n° 6, attaqué le 16 juillet, à 6 heures du soir, entré de suite à l'hôpital, où des soins efficaces le rappelèrent à la santé. La convalescence dura deux mois.

Ainsi, trois maisons seulement, situées dans le même quartier, parfaitement isolées du corps principal de la commune, furent exclusivement le théâtre de cette invasion inattendue. Le 9 juillet est l'époque du développement primitif, et le 16, après sept jours de durée, le choléra-morbus, attaque les deux derniers sujets. Deux familles seulement paient le tribut d'abord; la famille Poiret, ensuite la famille Fréville, envahie par le fait de la femme chargée d'ensevelir le premier cadavre. Ces circonstances désastreuses se passent à côté d'une population de 1,100 habitants, très agglomérée, sans produire sur elle aucune autre impression, que la crainte d'une attaque universelle. La plus grande sécurité suivit cette invasion partielle, et depuis, aucune circonstance analogue, aucune affection cholérique, même légère, n'a pu faire supposer la présence d'une influence épidémique.

Deux des malades précités furent soignés au petit hôpital d'Oisemont : cependant le choléra-morbus ne s'est point propagé dans cet établissement, où plusieurs vieillards avaient alors leur domicile. Mais il faut, en citant cette circonstance, faire remarquer que les cholériques furent reçus dans une salle particulière, fréquentée seulement par les personnes de service. On ne saurait trop louer assurément de semblables précautions, quand on voit des exemples aussi frappants de contagion.

Sur les sept cholériques d'Oisemont, cinq succombèrent, après un temps très court. A cette occasion, je dois faire observer que M. Bellard n'a pas tenu compte du dévoiement, qui sur plusieurs a précédé la maladie, et qu'il n'a noté que l'heure d'invasion du choléra-morbus bien caractérisé. Dans tous les cas, je dois aussi préciser une circonstance qui n'est pas sans intérêt ; c'est que M. Bellard, qui longtemps auparavant s'était transporté à Abbeville et au Pont-de-Remy, où je l'avais conduit au lit de plusieurs cholériques, m'a certifié que les cas d'Oisemont dépassaient de beaucoup, dans leur ensemble de gravité, ceux qu'il avait eu l'occasion d'observer antérieurement.

Ce fait démontre positivement que la maladie d'Alexis Poiret fut la cause exclusive de tous les cas postérieurs, et que, sans la circonstance tout-à-fait éventuelle qui conduisit ce sujet à Oisemont, cette commune eût été, comme les lieux environnants, entièrement préservée. Il indique la contagion d'une manière irrésistible, et toutes les subtilités imaginables ne sauraient parvenir à préciser dans ce cas un autre mode acceptable de propagation.

CINQUIÈME FAIT.

Importation, contagion limitée. 25 août 1832.

Au mois d'août 1832, le bourg de Gamaches, situé dans la vallée de la Bresle, à 25 kilomètres sud d'Abbeville, était horriblement ravagé par le choléra-morbus. On y remarquait surtout que la maladie attaquait grand nombre d'individus dans la même famille ; aussi le peuple ne mettait guères en doute la question de la contagion.

Le nommé Pierre-Antoine Hénocque, demeurant à Arrest, âgé de 30 ans, robuste et laborieux, avait perdu à Gamaches plusieurs parents, morts du choléra-morbus, et s'était, avec sa femme et ses deux enfants, transporté sur les lieux, pour recueillir une partie de succession. Après être restés six jours entiers à Gamaches, au milieu d'une famille plus que décimée par la maladie, les voyageurs revinrent à Arrest. Le 26 août au matin, Hénocque se rendit à Ochancourt, village voisin, pour participer aux divertissements de la fête de cette commune. Mais, pendant qu'il assistait à la messe, il fut pris d'un malaise qui s'accrut si rapidement, qu'il fut obligé de revenir promptement à Arrest. Le jour même, le choléra-morbus se déclara violemment, et Hénocque expira au milieu des plus horribles tourments, après douze heures de maladie.

Hénocque laissait quatre individus dans sa maison : sa femme, sa sœur et ses deux enfants, âgés, l'un de 6 ans et l'autre de 2 mois. L'enfant de 2 mois fut le premier atteint du choléra-morbus, et mourut le second jour. Pendant qu'il était malade, sa mère, jeune femme remarquable par sa fraîcheur et sa beauté, continua à l'allaiter, fut à son tour attaquée, et succomba le vendredi 31. Enfin, la belle-sœur de cette dernière, qui vivait sous le même toit, fut atteinte d'une cholérine assez intense ; la petite fille de 6 ans resta seule sans être attaquée.

Jusque là, le choléra-morbus n'avait pas quitté la maison qu'il venait de dépeupler si rapidement, lorsqu'il se manifesta dans une cabane voisine, sale et encombrée de nombreux individus, dont plusieurs avaient fréquenté les premiers malades. Cette seconde maison fut bientôt envahie en totalité, et ceux qui l'habitaient éprouvèrent tous des atteintes plus ou moins fortes ; un enfant de deux ans et sa mère y furent rapidement enlevés. La maladie s'éteignit dans ce nouveau foyer, sans qu'on rencontrât ensuite, même dans le voisinage, le plus léger vestige d'une affection qui s'était montrée si menaçante. En somme, il y eut neuf cas bien caractérisés et cinq décès (1).

Pendant la durée du choléra-morbus, les habitants d'Arrest ne prirent pas d'autres mesures que celle de cesser tous rapports avec les lieux infectés ; on ne saurait dire si cette consigne tacite, inspirée par la crainte, fut fidèlement observée : toujours est-il que l'épouvante était générale et portée à tel point, qu'on eut grand peine à trouver des hommes pour conduire les dernières victimes au lieu de leur sépulture.

Je ferai d'abord remarquer qu'Arrest est un pays très salubre. Situé sur les versants de deux petits côteaux, et dans la gorge qui sépare ceux-ci, ce village est facilement nettoyé par les eaux pluviales. Les rues sont depuis longtemps dans le meilleur état, et peuvent être considérées comme les mieux entretenues qu'il y ait dans nos communes rurales. Bien que les maisons infectées se trouvent dans le lieu le plus bas du village, les puits ont encore 20 mètres de profondeur. Quant à l'intérieur des habitations, on y rencontre dans cet endroit, commme dans presque toutes nos campagnes, malpropreté, encombrement, défaut d'air et souvent misère.

Aux mois de juin et de juillet, on avait observé quelques diarrhées simples ; mais ces affections avaient depuis assez longtemps complétement disparu, lorsque le choléra-morbus se manifesta ; et alors il n'existait aucune trace d'influence épidémique à Arrest ni dans les villages voisins. Vingt kilomètres séparent la commune d'Arrest du bourg de Gamaches. Dès lors, on ne saurait apercevoir d'autre cause du fait que

(1) Les malades ont été visités par M. le docteur Ravin, dont la sagacité est bien connue, et qui, dans une note transmise à l'administration, a tracé les principaux détails du choléra d'Arrest.

l'importation de la maladie par Hénocque, et celui-ci n'avait pu puiser le germe du choléra-morbus à Ochancourt, où l'état sanitaire était des plus satisfaisants.

L'importation du choléra-morbus me paraît donc ici démontrée d'une manière palpable. La contagion n'est pas moins évidente; car si l'on attribue au voyage de Gamaches la maladie d'Hénocque, de son jeune enfant et de sa femme, comment expliquera-t-on l'invasion de la maison voisine? Cette maison, toute misérable qu'elle était, aurait-elle été seule et subitement atteinte par le mal, si la famille Hénocque n'était plus rentrée dans la commune d'Arrest?

On n'en sait pas encore assez sur la contagion du choléra-morbus, pour déterminer la durée de la période d'incubation, c'est-à-dire du temps qui s'écoule entre la perception supposée du germe morbide et le moment du développement du mal. Delpech accorde jusqu'à douze ou quinze jours à cette période : sans nier aucunement la possibilité d'une incubation si longue, pour un mal si foudroyant, je ne produirais pas, dans l'état actuel de la science, comme preuves de la contagion, des exemples où le choléra se serait développé douze jours après une infection supposée. Il faut, pour amener la conviction, des faits où la succession du mal soit plus rapide et par conséquent plus visible. Tel est celui qui regarde la commune d'Arrest; il indique naturellement que la maladie, importée par Hénocque et développée le 26 août, après six jours au moins d'incubation, aura d'abord gagné le jeune enfant de celui-ci, la femme Hénocque, pour passer ensuite dans la maison voisine. On admettrait sans doute plus difficilement que ces trois premiers sujets eussent ensemble reçu le germe du choléra, pendant leur séjour à Gamaches, et que l'incubation, plus longue sur les uns que sur les autres, eut déterminé des attaques successives, toutes dépendant de la même origiue.

On aura remarqué que, dans l'ordre de la propagation du choléra-morbus, la femme Hénocque avait été atteinte en troisième lieu, et après son enfant. Or, il est constant que pendant sa maladie, l'enfant a été mis à la mamelle, aussi souvent que son état le comportait. Je ne prétends pas pour cela que le choléra-morbus ait été communiqué de l'enfant à la mère par le fait de l'allaitement, puisqu'il ne s'écoula que quatre jours entre la mort d'Hénocque et l'invasion de sa femme, et que celle-ci pouvait tenir le germe du mal, ou de son mari, ou même de son voyage à Gamaches.

Néanmoins je rapelle cette circonstance de l'allaitement, à laquelle je n'attache aucune importance dans la production de la maladie, et cela me fournit l'occasion de parler de certains faits que quelques personnes citent à tous propos.

Les journaux du temps ont publié que des nourrices cholériques avaient allaité leurs enfants, les avaient fait coucher avec elles, sans qu'ensuite ces enfants devinssent aucunement malades. Je n'attaque pas ces observations, que je crois fidèles, et cependant elles m'étonnent singulièrement; je ne connais pas leur nombre, mais je suis autorisé à les considérer comme extrêmement rares. Mais aussi j'ai vu quelques nourrices affectées du choléra-morbus, et j'ai rencontré chez elles les mamelles privées de lait, comme figées, paralysées dans leurs fonctions de même que les reins. Que malgré ces conditions, et d'horribles tourments, une mère cholérique essaye de placer au sein l'enfant qu'elle nourrit, cela se conçoit et se concilie parfaitement avec l'ardeur que certaines femmes montrent dans l'accomplissement des devoirs de la maternité. Mais qu'alors sur un corps déjà cadavérisé, l'enfant rencontre un liquide nutritif, c'est difficile à croire, et de nouvelles observations sur ce point me paraissent indispensables.

Toujours placé sur le véritable terrain de la philosophie médicale, je prends les faits tels qu'ils sont : je reconnais qu'un enfant à la mamelle a pu quelquefois se trouver longuement et impunément en contact avec sa mère, alors cholérique, et que la même circonstance pourra se reproduire. Mais inférer de là que le choléra n'est jamais contagieux, serait exagérer étrangement la portée du fait. Un enfant, même très jeune, peut assurément jouir d'une constitution rebelle à la perception d'un principe contagieux : s'il n'est pas atteint, quand d'autres en apparence moins compromis le sont à ses côtés, il indique plutôt l'exception que la règle elle-même. Tel un sujet, au milieu d'une nombreuse famille ravagée par la variole, reste seul intact, au centre du foyer de contagion, tandis qu'un étranger tombe frappé par le mal, pour avoir une seule fois visité le sol impur. D'ailleurs, en adoptant l'influence épidémique, pour cause exclusive de la propagation du choléra-morbus, on n'expliquera pas mieux l'immunité de certains individus. La cause agissant sur tous les êtres à la fois, sera sans effet sur un grand nombre, et toujours il faudra reconnaître des dispositions individuelles qui préparent les uns et protégent les autres. Pourquoi donc les contagionistes raisonneraient-ils différemment?

L'allaitement d'un enfant sain par sa mère cholérique est loin de me paraître sans danger, et l'on s'est, à mon avis, beaucoup trop pressé d'exploiter quelques faits isolés dont l'énumération serait assurément fort courte. Si la science possédait un certain nombre d'exemples de ce genre, peut-être serait-on conduit à des conclusions absolument contraires. Pour ma part, j'ai vu deux enfants à la mamelle mourir du choléra-morbus, peu de jours après la maladie de leurs mères : ils avaient été mis infructueusement au sein. Mais je suis loin de croire, en vertu de ces observations, que le lait d'une femme puisse introduire le germe morbide dans l'estomac d'un jeune sujet. Peut-être, un jour, la communicabilité du choléra sera généralement admise et, très probablement, on ne connaîtra jamais l'agent de la contagion, encore moins si le lait peut servir de véhicule à cet agent. Si donc l'allaitement me paraît dangereux, c'est seulement comme établissant des rapports plus immédiats entre l'enfant et sa mère.

SIXIÈME FAIT.

Importation, contagion limitée. 27 août 1832.

Dans tous les pays où le choléra-morbus a régné sous l'empire d'une influence épidémique, on a remarqué que certains cantons restaient préservés, et qu'ils n'offraient que des cas isolés ou peu répandus. Tels furent, dans les environs d'Abbeville, les nombreux villages qui bordent la route de Calais, ceux qui bordent la route de Rouen, tous situés sur des plateaux élevés, bien aérés, exposés à tous les vents. Cependant, grand nombre de ces communes avaient journellement des rapports avec la ville, dont elles venaient approvisionner les marchés ; et ceux des habitants qui fréquentaient Abbeville auraient dû, chaque jour, reporter chez eux le principe contagieux, si le choléra-morbus avait été transportable par des individus non malades. Quand on interroge les faits, on ne voit dans ces localités que des attaques accidentelles presque toutes nées de l'importation ; mais l'importation s'est effectuée par des sujets déjà saisis du mal, ou chez lesquels l'affection s'est déclarée peu de jours après leur arrivée. Telle est celle que je vais rapporter, et qui concerne le village de Hautvillers, situé à 8 kilomètres nord-ouest d'Abbeville.

Le village de Hautvillers est presque en totalité situé dans les terres, à une petite distance de la route de Calais. Une dizaine de maisons, presque toutes isolées, sont établies sur le bord de la route, et c'est dans l'une d'elles que le choléra-morbus s'est déclaré, au milieu d'un pays jusqu'alors épargné, et complètement exempt de maladie régnante, au milieu du pays le plus salubre qu'on puisse rencontrer.

Le nommé Bellavoine, âgé de 45 ans, travaillait à Abbeville, où l'on observait encore quelques cas de choléra, lorsque, le 27 août 1832, il fut pris de diarrhée et de violentes coliques. De suite, il quitta son ouvrage pour retourner dans sa famille : deux heures après son arrivée, le choléra se manifesta chez lui, avec la dernière intensité, et il succomba le lendemain 28 août, vainement secouru par M. Macqueron, officier de santé, alors domicilié à Sailly-le-Sec.

La femme Bellavoine, âgée de 42 ans, qui avait donné des soins à son mari, fut attaquée le 30. Quatre heures après l'invasion, M. Macqueron était auprès d'elle et lui prodiguait les secours de l'art. Mais déjà l'état de la malade était désespéré, et la mort eut lieu le 1er septembre, deux heures du matin.

La femme Vasseur et son fils, voisins de la famille Bellavoine, avaient nuit et jour prodigué leurs soins aux premiers malades. Tous deux furent atteints le 3 septembre avec grande violence, et furent sauvés par un traitement administré dès le début de la maladie.

Enfin le beau-frère de Bellavoine, qui avait passé une seule nuit dans la première maison, auprès de ses parents, était à peine rentré chez lui, qu'il ressentait les annonces d'une cholérine intense, dont il guérit parfaitement.

Ce tableau présente en lui-même le cercle des rapports entre quelques individus seulement, et le total des cas qui furent observés en 1832 dans la commune de Hautvillers. Une semaine avait suffi pour la propagation et l'extinction de la maladie, et les habitants du village revinrent promptement de leur frayeur.

Ce fait porte avec lui des conclusions telles, que je me crois dispensé d'en faire ressortir la valeur ; il prouve bien qu'un premier cas étant donné, même dans les circonstances les plus favorables, les personnes qui entourent le malade sont étrangement menacées, et qu'on agira fort sagement en prenant toute espèce de précautions pour se préserver, ce qui veut dire, en d'autres termes, qu'on fera bien d'agir comme si la maladie était des plus contagieuses.

SEPTIÈME FAIT.

Importation, contagion circonscrite. 13 septembre 1832.

Le 13 septembre 1832, le nommé Nicolas-Théodore Bréelle, de Gueschart, âgé de 33 ans, sujet depuis quelques mois à une éruption furonculeuse, se rendit à Auxi-le-Château, bourg situé à six kilomètres de Gueschart, dans la vallée d'Authie. Le choléra régnait encore à Auxi-le-Château, tandis que la commune de Gueschart n'avait jusqu'alors présenté aucun cas de maladie qui pût faire supposer une influence épidémique quelconque.

Au milieu des divertissements qu'il était allé chercher à la fête d'Auxi-le-Château, Bréelle sortit à tel point des bornes de la tempérance, qu'il passa la nuit du 13 au 14, errant dans les champs. Rentré dans la maison paternelle le 14 au matin il reprit ses occupations habituelles, quoiqu'il fût accablé d'un brisement musculaire. Son malaise augmenta au point de devenir insupportable, et le 16 il fut pris des symptômes du choléra-morbus, au plus haut degré. Appelé, seulement alors, pour visiter Bréelle, l'officier de santé du lieu, M. Matifas, reconnut la maladie, et déclara que les secours de l'art étaient impuissants pour sauver le malade. Bréelle succomba le 17, et le choléra-morbus se propagea dans l'ordre suivant.

2e CAS. — Ursule Bréelle, âgée de 26 ans, qui n'avait pas quitté son frère, pendant sa maladie, éprouva dans la nuit du 16 quelques légères atteintes, plus tard des symptômes très graves, et mourut le 20.

3e CAS. — Bréelle père, âgé de 61 ans, frappé de l'idée que son fils avait importé le choléra-morbus à Gueschart, tomba malade le 18, à 7 heures du soir, et succomba le lendemain, 2 heures du matin, après sept heures de maladie.

4e CAS. — Louis Caron, âgé de 55 ans, qui souvent avait visité Bréelle fils, son neveu, pendant sa maladie, fut violemment attaqué le 18, et mourut le 22.

5e CAS. — Louis Caron avait été soigné par sa belle-sœur. Celle-ci devint bientôt malade et expira le 3me jour.

6e CAS. — Pierre Roussel, âgé de 61 ans, se chargea d'ensevelir le corps de Bréelle père. Dès le lendemain, il fut pris du choléra-morbus et mourut le 22.

7e et 8e CAS. — Scholastique Cousin, âgée de 63 ans, et la femme Jacques Lachapelle : ces deux femmes furent atteintes en dernier lieu, après avoir longtemps fréquenté la maison Bréelle. Mais chez elles le choléra offrit une moindre gravité, et toutes les deux entrèrent en convalescence le quatrième jour.

Tel fut le mouvement du choléra-morbus dans la commune de Gueschart, au mois de septembre 1832. La maladie avait commencé le 16, et se trouvait complètement éteinte le 27, après quelques jours seulement de durée. Sur sept cas, non compris le premier, il y avait cinq décès. A dater du 27, on ne rencontra plus aucun vestige du fléau qui venait de jeter l'épouvante au milieu d'une population de 1189 habitants.

Si les faits que je viens de signaler s'étaient passés dans une localité déjà prédisposée au choléra-morbus par ces phénomènes avant-coureurs qui facilitent son développement, très certainement la commune eût été promptement et peut-être universellement envahie, comme on l'a observé dans certaines circontances. Mais ici l'état sanitaire de la population imposait déjà certaines bornes à la propagation du mal, et la prudence ou la peur des habitants fit le reste. On croyait à la contagion, et l'on eut grand soin d'éviter toute espèce de communication avec les individus et les lieux infectés.

Jusqu'au 14 septembre, la commune de Gueschart était restée dans un état sanitaire des plus satisfaisants. A peine l'officier de santé du lieu avait-il à visiter chaque jour deux ou trois malades portant des affections insignifiantes. Ce pays, bien situé, placé sur un lieu très élevé, éloigné de la vallée d'Authie de plus de deux kilomètres, exposé à tous les vents, avait été épargné ainsi que tous les villages voisins. Tout-à-coup le choléra se manifesta, et sur qui? Sur un individu qui venait de hanter une commune infectée, et de s'y livrer à la débauche. Sans doute, il est loisible à chacun de voir ici le simple effet du hasard, de nier la connexion du voyage de Brécllle fils avec le développement de sa maladie, et de croire que cet individu serait également mort du choléra, s'il avait commis ses débauches au milieu de ses parents. Mais je me crois autorisé suffisamment à admettre l'importation, et je doute très fort que des excès seuls puissent engendrer le choléra-morbus asiatique dans un pays étranger à toute influence épidémique. Remarquons en outre que Breelle fils appartenait à une famille aisée, logée dans une maison assez bien tenue, et située dans une rue très large. Par conséquent, aucune cause locale insalubre ne pouvait favoriser le développement de la maladie.

Qu'on admette ou non l'importation, il ne restera pas moins démontré que, par le fait de Bréelle fils, dans l'espace de six jours, sept personnes furent atteintes du choléra-morbus dans une localité salubre, sans prédisposition apparente, et je ne pense pas qu'on puisse citer des exemples plus frappants de la communication d'une maladie. En effet, on voit l'affection passer de Bréelle à sa sœur, à son père, à Louis Caron, son oncle, de celui-ci à sa belle-sœur, à l'individu qui l'ensevelit et enfin à deux femmes qui avaient fréquenté la maison infectée, et le mal est d'autant plus terrible que les sujets sont plus rapprochés du foyer morbide. Il est vrai que plusieurs furent préservés au milieu de cette effrayante catastrophe. Sept, quoiqu'aussi exposés que les autres, échappèrent à l'influence qui les menaçait; savoir: trois dans la maison Bréelle, un chez Louis Caron, et les trois enfants de Louis Roussel.

Ainsi, parmi les individus qui se trouvèrent en rapport avec le premier malade et les suivants, la moitié fut préservée et l'autre moitié envahie. Pour compléter l'histoire, je cite cette circonstance dont je ne puis toutefois tirer aucune conséquence, parce que, dans la plupart des faits que j'ai recueillis, il m'a été imposible de savoir au juste combien de personnes avaient fréquenté les maisons de cholériques. Quoiqu'on puisse dans les campagnes suivre, pour ainsi dire, toutes les démarches des individus, on a bientôt perdu leurs traces, quand on est obligé de multiplier les renseignements. On ne peut guère, pour les faits accessoires, que signaler des données générales ; ainsi, vous saurez facilement que, dans tel village, les habitants portent la frayeur jusqu'à l'inhumanité, que dans d'autres ils ne sont pas moins timorés, et que cependant la curiosité l'emporte sur la crainte. Tous s'accorderont dans leurs réponses, quand on leur demandera d'où est venu le choléra, et à qui il s'est communiqué ; mais si l'on descend jusqu'aux détails les plus minutieux, on est bientôt plongé dans un déluge de contradictions. L'homme rustique déclare nettement un fait, mais subit mal un interrogatoire prolongé.

HUITIÈME FAIT.

Importation, contagion très circonscrite. 3 novembre 1832.

Au mois de novembre 1832, la commune de Gorenflos n'avait encore offert aucun cas de choléra-morbus, et la disparition entière de cette maladie dans tout l'arrondissement d'Abbeville semblait assurer aux lieux épargnés une sécurité fondée. Pendant tout le cours de l'été, le village de Gorenflos avait à peine présenté deux ou trois cas de diarrhées, auxquels on n'aurait fait aucunement attention en tout autre circonstance. Du reste, on avait tout-à-fait perdu de vue ces affections isolées, qu'on ne pourrait pas attribuer raisonnablement à quelque participation de l'influence épidémique.

Gorenflos, peuplé de 660 habitants, est situé sur un lieu très élevé, à 20 kilomètres est d'Abbeville, éloigné de tout cours d'eau. La profondeur du niveau des puits varie de 60 à 70 mètres. La plupart des rues, quoique présentant une pente très prononcée, sont, en raison de la nature du sol, presque toujours encombrées de boues. Une grande mare reçoit au centre du village une partie des eaux pluviales et sert à l'usage des bestiaux. Cette mare n'est jamais à sec et fut constamment remplie en 1832, et ses eaux limpides ne produisent aucun espèce d'exhalaison. Si l'on visite les habitations, on les trouve en général malpropres, mal aérées et privées des conditions qu'une hygiène rationnelle assigne à l'entretien de la santé. Mais, en somme, la commune de Gorenflos est une des plus salubres de l'arrondissement, et depuis vingt ans on n'y a vu, en fait de maladies épidémiques, que la coqueluche, la rougeole et la fièvre scarlatine, affections qui se développent généralement dans nos contrées tous les quatre ou cinq ans.

Le 18 novembre 1832, je me transportai à Gorenflos, où l'on avait signalé l'appariton subite du choléra-morbus. Mais je n'y découvris plus la moindre trace de cette maladie. Une terreur générale, dont il serait difficile de se faire une idée, s'était emparée de tous les esprits, et malgré l'influence qu'elle pouvait avoir sur la santé des habitants, un seul individu se plaignait de coliques et avouait franchement que la peur en était la cause. Cependant je recueillis les faits suivants.

Aimable Matifas, mendiante de profession, paraissait se plaire au milieu des pays infectés du choléra-morbus, et c'était principalement dans ces lieux de désolation qu'elle allait implorer la commisération publique. Dans ses excursions vagabondes, elle s'était arrêtée à Saint-Ouen, village de l'arrondissement d'Amiens, situé à 15 kilomètres de Gorenflos, et alors infecté. Là, elle avait soigné des cholériques, dont elle avait même lavé les linges. De Saint-Ouen, cette femme gagna Gorenflos et descendit le 3 novembre 1832 chez son frère, pour y passer la nuit. Vers le soir, elle tomba malade, éprouva des vomissements, eut des selles très fréquentes, des crampes, etc., et mourut après 28 heures de souffrances.

Le bruit d'une mort si rapide se répandit à l'instant, et les habitants ne virent dans le fait qu'un cas de choléra-morbus, malgré la dénégation formelle des parents de la victime, qui n'avaient aperçu qu'une indigestion, et qui n'avaient pas même eu l'idée de réclamer les conseils d'un homme de l'art. Dès lors, la maison mortuaire, considérée comme un lieu pestiféré, fut soigneusement évitée par tout le monde, et plus tard, quand on apprit qu'une autre personne de la famille était malade à son tour, les plus courageux se bornèrent à déposer à quelques pas de la maison certains objets de première nécessité. Le choléra-morbus s'était effectivement déclaré et se comporta comme il suit :

2me CAS. — Ambroisine Lejeune, femme François Matifas, âgée de 36 ans, belle-sœur de la précédente, atteinte le 7 novembre, morte le 11, après 54 heures de maladie, sans avoir été secourue.

3me CAS. — François Matifas, âgé de 39 ans, mari de la précédente, atteint le 10 novembre, mort le 11, après 18 heures de maladie, visité une demi-heure avant le décès par M. Brailly, officier de santé à Donqueur.

4me CAS. — Zacharie Matifas, âgé de 36 ans, frère du précédent, était venu visiter ses parents, qu'il savait être malades. Il fut atteint dans un village voisin où il travaillait, et succomba le 12, après 56 heures de maladie, visité par M. Bellard, officier de santé à Ailly-le-Haut-Clocher.

5me CAS. — François Lejeune, frère du n° 2, âgé de 33 ans, atteint le 16, mort le même jour, après 12 heures de maladie, et quelques heures après la visite de M. Brailly. Il avait fréquenté la maison Matifas, mais sa femme, qui, deux fois, avait aussi visité le même lieu, fut exemptée.

Telle fut la marche du choléra-morbus dans la commune de Gorenflos. Après 13 jours de durée, la maladie fut éteinte, au milieu d'une consternation générale. L'effroi causé par une invasion que l'époque avancée semblait devoir empêcher, inspirait à chacun le besoin de se préserver, et jamais consigne ne fut mieux observée. Le peuple avait vu les faits, et nécessairement il les eût jugés dans le sens de la contagion, si déjà il n'eut été contagioniste. En effet, une mendiante sortant d'un pays infecté, recueillie par son frère, est la première atteinte et la première victime, dans une localité d'ailleurs salubre, dans un moment où le choléra-morbus a complètement disparu des environs. A peine deux jours se sont écoulés, que la maison hospitalière est attaquée. La femme succombe, son mari la suit immédiatement ; de trois parents étrangers à la maison et qui s'exposent volontairement, deux sont frappés, l'un sur les lieux mêmes et l'autre dans un village voisin. Un pareil tableau devait occasionner une crainte d'autant plus grande, que tous les sujets attaqués succombaient rapidement. Aussi, quatre personnes seulement firent dans les maisons envahies des apparitions momentanées, savoir : le curé, l'officier de santé, et deux hommes chargés d'enlever les cadavres.

Ce fait est remarquable par une circonstance particulière. Tous les sujets attaqués sont pris des symptômes les plus franchement cholériques, et nul d'eux ne peut en vaincre les funestes conséquences. On ne rencontre pas une seule atteinte légère, une seule cholérine.

Le 16 novembre avait vu finir sans retour cette petite excursion du choléra-morbus ; et dès lors, la commune de

Gorenflos, regagnant la sécurité qu'elle avait momentanément perdue, conserva les conditions sanitaires dont elle n'avait pas même cessé de jouir pendant la durée de la maladie. C'est qu'en effet, aucune influence épidémique ou générale ne planait sur cette localité ; c'est que, dans l'ordre probable des choses, le village de Gorenflos devait être épargné par une espèce de prédestination, et qu'il ne fut envahi qu'accidentellement. En vain l'on chercherait la cause productrice dans les conditions locales. A la vérité, la première maison infectée se trouvait située dans le voisinage d'une grande mare ; elle était très misérable : mais, en ce lieu même, cinquante habitations présentaient les mêmes inconvénients et restèrent intactes. Si l'on n'admet pas ici l'importation et la contagion, qui pourra posséder assez de perspicacité pour déterminer précisément quelles circonstances locales produisirent l'invasion de deux maisons composant une seule famille, d'un individu venu d'un village voisin pour remplir un devoir religieux ? On peut sur ce point élever toute espèce de supposition ; mais jamais on ne fournira d'explication satisfaisante. On ne pourra jamais détruire un fait qui parle aux yeux les moins clairvoyants. Pour nier la communication de la maladie, il faudrait à la fois nier l'arrivée de la mendiante et les faits postérieurs.

Ainsi, dans cette histoire, la communication du choléra-morbus, pour une partie des individus qui se trouvèrent en rapport avec les malades, l'immunité pour ceux qui restèrent éloignés, sont deux circonstances capitales qui tendent l'une et l'autre à démontrer la contagion née de l'importation.

Seconde série, concernant l'année 1833.

NEUVIÈME FAIT.

Importation, propagation très étendue. 3 octobre 1833.

Il est question, dans ce fait et dans les suivants, de l'apparition du choléra-morbus, au mois d'octobre 1833, dans l'arrondissement d'Abbeville, où, depuis long-temps, on ne pensait plus au fléau qui, l'année précédente, avait fait de si grands ravages, et où l'on rencontrait alors si peu de maladies, que depuis longues années les médecins n'avaient été si peu occupés. La commune de Gueschart, dont j'ai déjà parlé au septième fait, fut une des premières le théâtre de cette irruption soudaine. Je reviens sur la topographie de cette localité; car ici je dois fournir des renseignements aussi étendus que l'importance des évènements le réclame.

Gueschart est une commune populeuse (1,189 habitants), située à 25 kilomètres nord d'Abbeville, sur un lieu très élevé. Là, commence une espèce de gorge qui s'élargit graduellement à mesure qu'elle s'éloigne, et aboutit à la vallée d'Authie, à deux kilomètres environ de distance. La plupart des rues présentent une pente plus ou moins notable, ce qui n'empêche pas toutefois que l'eau, séjournant en divers lieux, ne produise des amas de boues difficiles à dessécher, d'autant plus que des arbres élevés, entourant les habitations, privent celles-ci d'une partie des rayons solaires ou lumineux. En général, les maisons sont isolées les unes des autres par des plantations, ce qui donne au village une grande étendue. A part une dizaine d'habitations, toutes les autres présentent toutes les causes possibles d'insalubrité, telles que obscurité, malpropreté, amas de matières fermentescibles à l'extérieur et quelquefois à l'intérieur, encombrement d'individus couchant dans la même pièce. Les habitants sont généralement insouciants et malpropres, les uns misérables, les autres intéressés au point de se refuser les choses nécessaires, conditions du reste malheureusement trop communes dans nos campagnes.

Le village, contigu à un petit bois de médiocre étendue et qui semble faire partie des autres plantations, se termine en pointe ou prolongement du côté nord par une rue creuse, espèce de ravin qui donne naissance à la gorge dont j'ai parlé plus haut, et qui reçoit une grande partie des eaux supérieures. Sur les deux côtés de cette rue sont des maisons plus rapprochées les unes des autres, et plus misérables que dans les autres quartiers. Les habitants de cette rue isolée forment dans le village une espèce de colonie; ils ont des mœurs particulières qui les distinguent de leurs concitoyens : presque tous misérables, insouciants et malpropres, ils s'occupent aussi peu de la conservation de leur santé que des soins domestiques. C'est dans ce lieu que la maladie a commencé et qu'elle s'est propagée avec rapidité.

En somme, le village de Gueschart, malgré ces circonstances topographiques, n'est pas moins un lieu très salubre. Les maladies épidémiques y sont fort rares, les habitants y jouissent généralement d'une bonne santé, et l'état sanitaire de la commune était des plus satisfaisants, lorsque le premier cas de choléra-morbus y fut observé.

Sophie Osson, âgée de 50 ans, habitant la dernière maison de la rue isolée dont il a été question, s'était transportée, le dimanche 29 septembre 1833, au Ponchel, village du Pas-de-Calais, situé à 15 kilomètres de Gueschart, pour assister à la fête du lieu. Elle était encore au Ponchel, le 1er octobre suivant, lorsque sa nièce fut prise subitement de vomissements répétés et d'un grand dévoiement, phénomènes qu'on attribua à une indigestion. Elle s'empressa de donner à sa parente les soins que sa position réclamait, et la quitta le lendemain, pour revenir à Gueschart. La nuit même qui suivit son retour, Sophie Osson fut attaquée de malaise, vomissements de matières d'abord jaunes, ensuite blanchâtres, diarrhée de même nature, cardialgie violente, crampes, refroidissement des extrémités, teinte violacée de la face et des avant-bras, pouls petit et lent, voix rauque et éteinte par intervalles, yeux caves, langue froide, suppression de l'urine, etc. M. Matifas, officier de santé, appelé sur le champ, reconnut le choléra-morbus, prodigua ses soins à la malade, et fut assez heureux pour la rappeler à la vie. Je vis cette femme le 22 octobre, c'est-à-dire 19 jours après. Alors elle était en pleine convalescence, mais conservait cette faiblesse générale, ce malaise qui suivent presque toujours une attaque grave de choléra-morbus. Sophie Osson était soignée par sa fille, âgée de 16 ans, laquelle éprouva seulement les symptômes de la cholérine.

Pendant les premiers jours, la nature de la maladie de Sophie Osson fut un secret confié seulement à l'autorité locale, ce qui explique comment des voisins naturellement craintifs s'exposèrent à des communications dont ils ignoraient les conséquences. Le second cas fut observé le 5 octobre, et le 3me le 6, et dès lors la maladie fit des progrès effrayants, concentrée toutefois toujours dans le même quartier. Un temps précieux passé dans les lenteurs de la correspondance retarda l'établissement d'un service médical dans la commune de Gueschart, et plusieurs malheureux furent privés des secours que leur position réclamait. Le 22 octobre, je me transportai sur les lieux, et reconnus les dangers qui menaçaient la population. Déjà dix individus avaient succombé plus ou moins rapidement, et plusieurs en moins de 24 heures. Une maison composée de huit personnes avait été universellement envahie et avait perdu cinq d'entre elles. Il restait onze malades plus ou moins grièvement attaqués, et cependant la maladie n'avait pas encore franchi les bornes du quartier où elle avait commencé. Un seul sujet, au centre du village, souffrait d'une diarrhée blanche véritablement cholérique, et je dois faire remarquer que cet individu n'était tombé malade qu'après avoir visité, dans la rue infectée, une femme cholérique, avec laquelle il entretenait depuis longtemps des liaisons intimes.

Instruit par les observations que j'avais recueillies en 1832, et bien convaincu de la propriété contagieuse de la maladie, je m'efforçai de démontrer les dangers des communications; mais déjà la population avait complètement prévenu mes recommandations, et l'on ne rencontrait guères dans le quartier infecté que le chirurgien, le curé et le maire qui m'accompagnaient toujours dans mes visites. Aussi, je pus concevoir l'espérance de voir la maladie concentrer ses ravages dans ce lieu circonscrit, avec d'autant plus de raison que, dans tout le reste du village, on n'avait encore reconnu qu'un seul cas de dévoiement cholérique, qu'on pouvait considérer comme un cas accidentel. Dans la rue isolée, au contraire, j'avais rencontré plusieurs cholérines variées; comme si là eut plané une influence épidémique, une portion viciée de l'atmosphère.

Cependant, M. le préfet de la Somme, surpris d'une invasion si extraordinaire et si peu attendue, envoya sur les lieux M. Barbier, pour constater le fait nouveau. Mon savant confrère reconnut aussi le choléra-morbus le 28 octobre ; seulement il n'eut pas l'occasion de voir des malades atteints au plus haut degré. Aussi, crut-il apercevoir que le choléra-morbus était un peu mitigé, et qu'il ressemblait exactement à celui qu'il avait observé en 1832, dans la seconde période de l'épidémie, au moment où les individus rendaient souvent des matières jaunes et ne mouraient plus aussi rapidement que dans les premiers temps de l'invasion. Cette remarque était juste au 28 octobre, mais ne pouvait s'appliquer aux cas précédents. Du 22 au 28, la maladie avait paru s'atténuer, et M. Barbier avait annoncé, comme je l'avais fait la veille, qu'on pouvait la considérer comme éteinte. Malheureusement nous nous trompâmes tous les deux ; de nouveaux cas se déclarèrent bientôt, toujours dans le même quartier, où le mal semblait se propager de maison en maison. Deux femmes, qui s'étaient vouées aux soins des cholériques, devinrent malades à leur tour. Un assez grand nombre de sujets furent attaqués de dévoiements plus ou moins rebelles. Pendant 34 jours, le choléra n'était pas sorti de la rue qu'il avait ravagée, lorsque le 5 novembre il atteignit au centre du village un nommé Dupuis, espèce d'ivrogne qui se traita par les boissons alcooliques, et mourut. Je ne sais pas si cet individu avait fréquenté le lieu d'infection ; mais deux autres cas furent ensuite observés, l'un dans sa maison, et l'autre dans une maison voisine. Enfin le choléra s'éteignit le 19 novembre, laissant après lui quelques diarrhées légères.

En somme, il y eut à Gueschart, et presqu'exclusivement dans une rue isolée, 38 cas de choléra-morbus bien caractérisés, 25 cas de cholérines plus ou moins graves, et 22 décès.

Sur les 38 cas de choléra-morbus, il y eut dix enfants au-dessous de 13 ans; sur ces 10 enfants, 8 succombèrent.

Sur 28 sujets au-dessus de 13 ans, ou adultes ou avancés en âge, on compte 8 hommes qui fournissent 6 décès et 20 femmes qui donnent 8 décès.

Enfin, sur les 22 décès, 8 eurent lieu en 24 heures, 7 du second au troisième jour, et 7 du quatrième au huitième jour.

Pour qui croit à la contagion, il est naturel de penser que la maladie a été importée dans la commune de Gueschart par Sophie Osson; mais alors il faut admettre que celle-ci aurait puisé le germe du mal auprès de sa nièce, qu'elle avait soignée pendant deux jours au Ponchel, et que cette dernière était elle-même attaquée du choléra-morbus. J'ai différentes fois interrogé la femme Osson, et les renseignements qu'elle m'a transmis et sur lesquels elle n'a pas varié, probablement ne paraîtront pas suffisants. Suivant elle, sa nièce n'avait qu'une *indigestion qui se prolongea plusieurs jours,* et l'on ne jugea pas qu'il fût nécessaire d'appeler un médecin auprès d'elle. *Elle allait du haut et du bas, elle était froide comme une glace.* Voilà ses expressions, voilà tout ce que j'ai pu savoir; vainement j'ai cité chaque phénomène propre au choléra-morbus, elle répondait toujours qu'elle ne se souvenait pas d'autre chose. M. Barbier voulut aussi interroger cette femme, et n'en apprit pas davantage.

En tout état de cause, j'accorde une grande importance à la déclaration de cette femme rustique, et beaucoup penseront qu'elle caractérise le choléra, plutôt qu'une indigestion. D'ailleurs, que doit-on penser d'une indigestion qui dure pendant plusieurs jours et qui glace le malade d'un froid universel? N'est-ce pas un véritable choléra-morbus? Il m'a été impossible de recueillir à ce sujet des renseignements plus circonstanciés, et encore moins de savoir comment, ou par quelle filiation la nièce de Sophie Osson était devenue malade. Toujours est-il qu'à cette époque il était fortement question de la réapparition du choléra dans le Pas-de-Calais. Déjà M. Malbranque, officier de santé qui exerce la médecine avec distinction à Tollent et dans les environs du Ponchel (1), avait rencontré plusieurs cas promptement terminés par la mort. Vers le même moment, cette affreuse maladie s'était déclarée en Belgique, où jamais une affection contagieuse ne restera longtemps concentrée, tant qu'il existera des contrebandiers. Ces rapprochements établissent suffisamment, selon moi, que la nièce était attaquée du choléra-morbus, lequel fut ensuite importé à Gueschart.

Mais quand même on n'adopterait pas ici l'importation, quand même on considérerait comme causes exclusives et suffisantes du développement du choléra chez Sophie Osson, des veilles, des soins assidus donnés à un malade, la fatigue du voyage, on ne serait pas moins obligé de reconnaître quelque chose de vraiment contagieux dans la propagation rapide du mal autour de l'habitation primitivement infectée. En effet, la maladie paraît pour la première fois dans une localité salubre, à la dernière maison d'une rue isolée, sur une des deux personnes qui l'habitent et précisément sur celle qui pendant deux jours avait vécu avec un autre malade. La maison, située sur une petite butte, semble faire exception à l'ensemble des circonstances qu'on rencontre ailleurs. Elle

(1) M. Malbranque, atteint d'une maladie chronique, a succombé depuis et dans la force de l'âge. Le pays où il exerçait la médecine lui a voué de justes regrets. (1847.)

est bien tenue, convenablement aérée et nullement encombrée. Cependant la fille Osson soigne sa mère et devient malade ; les voisins se présentent, et la maladie les frappe et les tue. Bientôt toute la rue se trouve envahie, les gardes-malades, malgré leur courage, ne sont pas épargnées ; tandis qu'à quelques pas du foyer morbide, de nombreux habitants n'éprouvent pas même des atteintes légères, et conservent leur santé, en cessant toute communication avec leurs malheureux concitoyens. Pendant 34 jours, le mal épuise son action dans un espace circonscrit, et va finir au centre du village, dans une maison qui devient à son tour un objet de surveillance continuelle. Enfin, pour compléter cet effrayant tableau de contagion, disons ce qu'il advint à des étrangers trop confiants. Une femme, Augustine Lhomme, de Tollent, était venue à Gueschart donner des soins à sa sœur, alors cholérique ; elle avait même, pendant son séjour, lavé des hardes appartenant à cette dernière. Sa sœur étant morte, elle retourna dans son village ; mais cette infortunée n'avait pas pu rentrer dans sa maison : on la recueillit le 22 octobre, sur le seuil de sa porte, en état de syncope et glacée. Le lendemain, dans la nuit, elle avait succombé, dans un état cyanique porté jusqu'au noir, suivant les expressions de M. Malbranque, qui s'empressa de lui dondes soins. Toutefois, la femme Lhomme fut à Tollent la seule malade et la seule victime. Un individu du Boisle, village situé dans la vallée d'Authie et au milieu du marais, s'était transporté à Gueschart pour assister au convoi d'un parent, mort du choléra. Rentré chez lui, il paya le tribut de sa démarche, et la maladie se propagea dans le voisinage de sa maison. Il y eut plusieurs cas et plusieurs décès.

Ainsi, comme on le voit, le choléra-morbus de Gueschart, en 1833, nous présente de nombreux exemples de contagion ;

importé d'un village assez éloigné, il sévit sur un quartier qui n'a pas pu se préserver, épargne les habitans que la prudence écarte du foyer morbide, attaque des étrangers dont l'un va porter la mort dans son voisinage.

J'avais ainsi tracé l'esquisse historique du choléra-morbus de Gueschart, lorsqu'il me vint dans l'idée de faire une enquête nouvelle sur l'origine de la maladie. Pour moi, l'importation était suffisament démontrée, mais j'ai tant de monde à convaincre, que les meilleures preuves ne seront jamais trop nombreuses. Différentes fois, comme je l'ai dit, j'avais interrogé Sophie Osson, auteur présumé de l'importation, et j'avais cru remarquer chez elle un certain embarras, une réserve qui ne faisaient qu'exciter ma curiosité, et je pensai que cette femme, intimidée par des questions pressantes, et craignant qu'on n'abusât de ses déclarations, avait pu cacher des renseignemets précieux, ou bien qu'elle avait seulement redouté de passer dans le village pour avoir apporté le choléra-morbus. Trois mois après, on pouvait espérer plus d'abandon et moins de réserve de la part de Sophie, et sa mémoire devait lui retracer fidèlement encore les phénomènes principaux de la maladie de sa nièce. Sur mon invitation, M. Dupuis, maire de Gueschart, non moins désireux que moi de découvrir le fond de ce mystère, se chargea d'interroger de nouveau Sophie Osson. Mais celle-ci, à laquelle la douceur et l'aménité qui distinguent M. Dupuis devaient inspirer une confiance illimitée, rentra tout d'abord dans son système de dissimulation, et parut comme un criminel, qui, craignant la portée de ses réponses, se renferme dans une dénégation absolue. Elle avoua que sa nièce avait eu des vomissements, des selles abondantes, affirma que ce n'était qu'une indigestion et que la maladie avait été promptement guérie ; et ce ne fut pas sans une excessive répugnance qu'elle déclina le nom de sa nièce, désignée dans le pays sous le nom de *Zine,* fille naturelle de *Victoire Cointe*. Elle promit à M. Dupuis de nouveaux renseignements, mais se garda bien de reparaître.

Bien convaincu qu'on n'obtiendrait plus rien de ce côté, je voulus puiser des renseignements sur les lieux mêmes, et je confiai cette mission au zèle et à la sagacité de M. Malbranque, qui la remplit avec autant de succès que d'empressement. Je me contenterai, pour compléter ce document important, de transcrire la lettre que cet officier de santé distingué me fit parvenir à la date du 22 février 1834.

« Je m'empresse de vous faire part du résultat de l'en-
» quête que j'ai faite au Ponchel, avec d'autant plus de zèle,
» qu'elle m'a procuré l'occasion de vous obliger et peut-être
» celle de coopérer à la découverte d'une vérité essentielle à
» l'histoire du choléra-morbus.

» Sans m'arrêter à vous faire le détail minutieux des symp
» tômes qu'a éprouvés *Zine*, il est constant que son indi-
» gestion n'était qu'un très beau choléra dont les suites ont été
» si longues, qu'elle n'en est pas encore *entièrement rétablie;*
» ce qui n'est pas difficile à croire, lorsqu'on sait que cette
» petite fille n'est âgée que de treize ans, et que l'on peut
» s'assurer qu'elle est d'une constitution très délicate, habitant
» une mauvaise et très petite chaumière, d'autant plus mal-
» saine qu'elle est placée dans le plus bas de la vallée, et tou-
» chant à la rivière; tout cela agissant simultanément avec un
» mauvais régime et plus souvent encore peut-être une priva-
» tion trop soutenue. Du reste, *Zine* ne fut pas la seule ni la
» première de la commune qui éprouva les effets du choléra.
» Voici succinctement les faits qui se sont présentés alors.

» Quoique je fusse bien connu antérieurement de *Victoire* » *Cointe*, ma visite inattendue la tenait dans une réserve qui, » pour un moment, me fit douter de réussir ; ce ne fut qu'a- » près une question dirigée de manière à l'embarrasser, que » ladite Cointe avoua qu'elle avait reçu chez elle des per- » sonnes venant des pays où avait régné le choléra. Elle alla » plus loin, elle me fit voir une lettre de Charles Cointe, son » frère, résidant à Bourbourg, par laquelle il lui apprenait » qu'il avait eu le malheur de perdre sa femme et ses six » enfants, tous morts du choléra, qui alors régnait avec » force dans ce pays.

» Quelques temps après les évènements ci-dessus décrits, le » frère Cointe vint rendre visite à sa sœur, chez laquelle » il séjourna au moins six semaines, qu'il employa en visites, » tant à son frère de Gueschart, qu'à une veuve voisine et » grande amie de sa sœur, nommée Basilis Boutry. Joint à cela » la réception alternative des contrebandiers, leur séjour plus » ou moins long chez ces deux femmes qui avouent qu'il y » en a parmi eux qui habitent les pays où le choléra a exercé » ses ravages, et d'autres qui vont y chercher de la mar- » chandise.

» Quelques jours après la fête du Ponchel, la mère de la- » dite Boutry étant morte des suites de ses infirmités et de son » grand âge, laissa sa fille enceinte en proie aux symptômes » qui caractérisent le choléra le plus violent et le plus effrayant, » puisqu'au récit de Victoire Cointe, *elle devint noire comme* » *sa cheminée*. Victoire Cointe alors, quoique l'intime amie » de ladite Boutry, n'ayant aucune connaissance des dangers » qui la menaçaient, ayant d'ailleurs très grand besoin des » fruits de son travail, ne put la secourir autrement qu'en lui » envoyant la petite Zine, qui lui donna des soins assidus tout

» le temps qu'a duré ce choléra, inconnu dès lors. Pour sa » récompense et le lundi de sa fête, Zine fut prise des mêmes » symptômes et eut à supporter la même maladie.

» Au résumé, il est frappant que Zine n'eut le choléra que » par suite des soins donnés à sa voisine. Et tout porte à » croire que cette dernière en a reçu le germe par la réception » chez elle des fraudeurs des environs de la Belgique et » d'autres qui ont parcouru les villages à côté de Saint-Omer, » Bourbourg, etc., etc., qu'on sait avoir beaucoup souffert » du choléra l'année dernière. »

DIXIÈME FAIT.

Origine inconnue, contagion étendue. 29 septembre 1833.

La coïncidence chronologique de ce fait, qui concerne le village d'Argoules, avec le précédent, dont la commune de Gueschard fut le théâtre, est une circonstance qui doit frapper au premier abord. Mais les détails dans lesquels je suis entré, et ceux que je vais rapporter, établiront positivement qu'il n'existe aucune connexité connue entre ces deux faits, lesquels paraissent différer essentiellement par leur origine.

Argoules, situé à 30 kilomètres nord d'Abbeville, et à 25 de Gueschart, sur le versant rapide du côteau qui longe la rive gauche de la vallée d'Authie, est naturellement divisé en deux parties par une de ces gorges qu'on rencontre de distance à autre, sur les rives des vallées. Des habitations, les unes sont au niveau même de la vallée, les autres étagées graduellement presque jusqu'au sommet du rideau; d'où résulte une espèce d'amphithéâtre qui regarde le nord plein, disposition peu favorable à l'accès des rayons solaires, tandis que la vallée marche de l'est à l'ouest. Les vents du sud sont les seuls auxquels le village d'Argoules soit pour ainsi dire inaccessible ; tous les autres peuvent l'atteindre, et le balayer avec d'autant plus de facilité, que les plantations sont rares et peu élevées. A part la rue la plus inférieure, qui se trouve pour ainsi dire dans la fange, toutes les voies sont promptement débarrassées des eaux pluviales. Les maisons participent à l'intérieur aux conditions vicieuses que j'ai déjà signalées pour d'autres localités.

La disposition d'Argoules, considérée en général, est loin d'être salubre. D'un côté une vallée qu'à la vérité on a desséchée en partie depuis quelques années ; d'un autre, la privation d'une partie des rayons solaires, sont des circonstances peu favorables à l'entretien de la santé. Cependant cette localité est peu sujette aux affections épidémiques ; on y voit régner rarement les fièvres intermittentes, les affections muqueuses, et la masse des habitants, habituée au sol qui la nourrit, ne présentait aucun signe avant-coureur d'une irruption prochaine, lorsque le choléra-morbus éclata tout-à-coup, à la fin du mois de septembre 1833.

André-Grégoire Doualle, âgé de 33 ans, habitant d'Argoules, éprouvant des coliques légères, s'était transporté le 23 septembre à Quend, village du Marquenterre, pour y travailler pendant toute la semaine. Suivant l'usage, le samedi suivant, il quitta ses travaux et reprit le chemin d'Argoules. Il avait 15 kilomètres à parcourir pour rejoindre sa maison, et déjà il avait fait plus de la moitié de sa route, lorsqu'il se sentit accablé par un brisement général et tourmenté par des coliques atroces. Cependant, recueillant ses forces abattues, il continua et parvint non sans peine et sans aide à gagner

Nampont-Saint-Martin, et descendit chez un nommé Brutel, son parent. Doualle, atteint des symptômes les plus caractéristiques du choléra-morbus, coucha dans la maison qui lui avait accordé l'hospitalité, y reçut des soins empressés, et se fit, le lendemain, conduire en voiture jusqu'à Argoules, où il arriva le 29 septembre. De retour dans son logis, deux femmes lui offrirent leurs secours, leurs soins, mais infructueusement. Le 3 octobre il expira.

La maison de Doualle était située dans la rue la plus élevée et par conséquent la plus salubre du village, au milieu de plusieurs autres habitations très rapprochées. Par sa disposition topographique, cette rue est complètement isolée des autres, et distante d'un kilomètre environ du corps principal du village. C'est là que le choléra-morbus s'est propagé, où il a exclusivement régné, et cette maladie devait d'autant plus concentrer ses ravages, que les autres habtitants, naturellement séparés du lieu d'infection, eurent grand soin de ne pas le fréquenter. Aussi les rapports, dans les quartiers envahis, furent seulement des rapports de voisinage ou de parenté, et les malades avaient à peine autour d'eux assez de personnes pour les soins indispensables.

En fait de contagion, ce qu'on voit laisse toujours quelque chose à désirer. On voudrait savoir ici dans quel lieu Doualle a gagné le germe du choléra-morbus. Il est parti presque malade d'un lieu alors salubre, il a travaillé malade à Quend, où il n'y avait pas de cholériques, et le choléra s'est déclaré violent, mortel. On est donc suffisamment autorisé dans l'admission du développement spontané. Voilà tout ce qu'on peut savoir sur le principe et voici maintenant le résultat, c'est-à-dire, ce qui s'est passé dans la seule rue isolée, après le retour de Doualle.

Les 2me et 3me cas se présentèrent sur les deux femmes qui avaient donné des soins à Doualle. Toutes les deux moururent, l'une le 13 octobre, et l'autre le 21 du même mois. Les personnes en contact avec ces deux gardes furent ensuite les premières atteintes, et la maladie, prenant de l'extension à mesure que les rapports se multipliaient, envahit successivement toute la rue, dans laquelle elle régna jusqu'à la fin de novembre, tant sous la forme du choléra que sous celle qui est nommée cholérine. Je pourrais au besoin désigner nominativement tous les malades, et préciser pour chaque individu, pour ainsi dire, le lit auprès duquel le germe morbide fut puisé, selon moi. Mais ce catalogue serait aussi long qu'ennuyeux, et je ne crois pas devoir inutilement l'imposer à mes lecteurs. J'arrive au total qui fut de 23 malades, dont 10 succombèrent. Ce total, comme on le voit, n'est pas très considérable, eu égard à la durée de la maladie ; mais si je devais expliquer la succession lente des attaques, je la rapporterais naturellement à la contagion, laquelle est subordonnée dans tous les cas aux circonstances éventuelles que les rapports entre individus peuvent offrir pendant le règne d'une maladie communicable. Les effets d'une cause générale ou épidémique sont plus simultanés, et n'attendent pas pour se montrer et suivre leur marche, que les sujets aient préalablement fréquenté des foyers d'infection.

Le choléra-morbus a donc régné dans le village d'Argoules depuis le 2 octobre 1833 jusqu'à la fin de novembre, deux mois environ, et pendant ce long espace de temps, il n'est pas sorti d'une rue isolée, théâtre unique de propagation. Ce qui m'a le plus frappé dans ce fait, c'est la liaison intime de toutes les attaques entre elles, malgré leur grand nombre, à tel point qu'on n'a pas rencontré un seul exemple là où il n'y avait pas eu primitivement de rapports immédiats. Pour expliquer une invasion si remarquable, vainement on accuserait une influence générale ; ce serait admettre une cause inadmissible, puisque l'attaque fut isolée comme le sol sur lequel elle se trouvait accidentellement implantée. Vainement aussi l'on supposerait des causes locales ; car ce serait supposer ce qui n'est pas supposable, quand on voit le mal se propager par le fait d'un individu, dans le lieu le mieux exposé d'une localité mal située, où grand nombre d'habitations, d'ailleurs épargnées, peuvent être considérées comme des foyers perpétuels d'insalubrité.

Il est vrai qu'on est obligé d'admettre le développement spontané pour le premier sujet, et l'on peut penser qu'une mauvaise disposition augmentée par le travail fut la cause exclusive du choléra-morbus. D'accord ; mais cette circonstance est individuelle, et s'est d'ailleurs offerte aux observateurs et notamment aux médecins d'Abbeville, un certain nombre de fois, depuis l'année 1832. D'une autre part, le choléra s'est positivement déclaré sur Doualle, non pas à Argoules, mais sur le chemin et ensuite dans un village voisin, où nous verrons de nouveaux exemples de contagion par le fait du même individu. Supposons que cet homme ne soit pas sorti de son pays, qu'il y ait été atteint, dans sa propre maison ; cela ne diminuerait en rien la valeur du fait en lui-même, et l'on ne serait pas moins obligé d'admettre une contagion limitée au seul quartier du développement primitif, tout aussi flagrante que l'aurait été la propagation d'une variole née par accident et sans communication préalable. Puisque nous sommes sur les suppositions, supposons que Doualle, recueilli à Nampont par la famille Brutel, soit mort dans ce lieu, la rue supérieure d'Argoules aurait-elle été envahie ?

On me permettra de répondre négativement, puisque tous les autres cas de choléra-morbus furent postérieurs au retour de Doualle, et se présentèrent d'abord sur les deux femmes qui les premières se trouvèrent en contact avec ce premier malade.

ONZIÈME FAIT.

Importation, contagion circonscrite. 5 octobre 1833.

Nous avons indiqué, dans le fait précédent, comment le nommé Doualle, saisi sur le chemin de Quend à Argoules des premiers symptômes du choléra-morbus, fut forcé de s'arrêter à Nampont-Saint-Martin, où il séjourna vingt-quatre heures environ. Je vais maintenant rapporter quel fut le résultat de l'apparition momentanée de ce cholérique au milieu d'une population dont rien jusqu'alors ne semblait devoir altérer la sécurité.

Nampont est situé à 29 kilomètres nord d'Abbeville, au pied d'un côteau qui borde la rive gauche de la vallée d'Authie. Traversé par la route de Calais, ce village est bien percé et généralement salubre, malgré le voisinage de la vallée sur laquelle il est assis en partie. Son aspect indique plutôt l'aisance que la misère, ainsi qu'on le remarque dans la plupart des communes placées sur des routes très fréquentées. Cependant, il y a comme partout des maisons pauvres, mal tenues, et mal disposées pour l'entretien de la santé de leurs habitants. Jusqu'au 28 septembre 1833, cette localité, dans son état sanitaire, participait au bien-être qui, par une espèce de compensation, avait succédé aux inquiétudes de l'année précédente. Aucune affection répandue, aucune altération même légère dans la santé générale des habitants n'avait jusqu'alors autorisé la moindre crainte, et ne pouvait faire supposer l'existence d'une influence épidémique. A cette époque, on ne connaissait rien encore de l'évènement de Gueschart, lequel devait naître quelques jours après, et l'arrondissement d'Abbeville était pur de toute affection cholérique.

La famille Jérôme Brutel, qui avait reçu Doualle, effrayée de la gravité d'une maladie qu'elle ne connaissait pas, mais qu'elle jugeait dangereuse par l'ensemble de ses phénomènes, envoya de suite chercher les parents du malade : mais celui-ci ne put être transporté le même jour à son village ; on dut le laisser passer la nuit dans la maison hospitalière, couché dans la même chambre que Brutel, sa femme et son fils, âgé de 17 mois.

Six jours après le départ de Doualle, le 5 octobre 1833, à dix heures du matin, Marie-Joseph Poiré, âgée de 32 ans, femme de Jérôme Brutel, fut prise d'un dévoiement accompagné de violentes coliques. Quelques prescriptions faites le soir même par M. Bécourt, officier de santé à Maintenay, ne purent enrayer la maladie, et, la nuit suivante, le choléra-morbus se déclara franchement. Le 9 octobre la femme Brutel succomba.

2me CAS. — 7 octobre. — Judith Poiré, femme Alexandre Poiré, âgée de 34 ans, sœur de la précédente, habitait une autre maison : atteinte le 7, entrée en convalescence le 14. Cette femme avait passé un jour et une nuit auprès de sa sœur pour lui donner des soins. Sa maladie fut très violente. Elle fut soignée par son mari, suivant les prescriptions de M. Bécourt.

3me CAS. — 16 octobre. — Augustine Briois, femme Lorge, âgée de 65 ans, ivrognesse renforcée, atteinte le 16, morte le 17. Il paraît certain que cette femme n'a pas fréquenté les cholériques précédents, dont elle était toutefois voisine très rapprochée. Le 15 octobre, elle avait passé la journée dans la première maison infectée, pour laver les linges qui avaient servi à la femme Brutel, n° 1er, pendant sa maladie. Six jours s'étaient écoulés depuis la mort de cette dernière. Doit-on penser que le 15 octobre la maison Brutel conservait encore quelque miasmes morbides, ou bien que les linges eux-mêmes étaient encore imprégnés du germe du choléra-morbus? Je cite la circonstance sans trancher la difficulté, d'autant plus qu'Augustine Briois a pu gagner la maladie par cela seul qu'elle habitait une maison voisine, ou parce que ses habitudes d'ivrognerie la rendaient plus susceptible. Toujours est-il que l'enfant de 17 mois, fils du n° 1er, éprouva le 17 octobre en partie les mêmes symptômes que sa mère. On le fit vomir, ensuite on lui fit prendre un grand nombre de lavements au lait, ce qui fut suivi d'une guérison parfaite. Jérôme Brutel, son père, le plus exposé de tous, peut-être, n'éprouva pas la moindre altération dans sa santé.

4me CAS. — 18 octobre. — Sophie Delacour, femme Casin, âgée de 47 ans, atteinte le 18 octobre, morte le 20. Elle a fréquenté le n° 3 pendant le cours de sa maladie.

5me CAS. — 23 octobre. — Alexandrine Casin, âgée de 21 ans, fille du n° 4, atteinte de dévoiement pendant la maladie de sa mère, ensuite du choléra-morbus le 23 octobre. Elle fut soignée par M. Briois, officier de santé à Vron, et guérit parfaitement, malgré les symptômes les plus violents.

Pendant que Judith Poiré, n° 2, était malade, son mari et ses deux enfants, âgés l'un de quatre ans et l'autre de cinq, éprouvèrent tous les trois un dévoiement très rebelle. Cette demi-maladie sur deux jeunes sujets, dans une maison parfaitement tenue, sur des sujets encore inaccessibes à la crainte, vient encore appuyer la propriété contagieuse du choléra-morbus.

Ce fait, lié très intimement avec le précédent, reconnaît la même origine. Un seul individu produit deux importations : la première, dans un village où ses souffrances le forcent de réclamer l'hospitalité ; la seconde, dans son propre pays, où son retour est l'occasion de nombreux désastres. L'on voit maintenant jusqu'à quel point le séjour momentané d'un cholérique dans une localité peut être dangereux pour les sujets environnants. Si Doualle avait pu regagner son village, sans s'arrêter en route, la commune de Nampont serait restée très certainement intacte, puisque dans ces contrées, en 1833, aucun village ne fut envahi sans importation préalable. A voir la facilité avec laquelle des sujets sains sont quelquefois compromis par la fréquentation d'un malade, on serait vraiment tenté de placer le choléra-morbus au rang des maladies les plus contagieuses. Que peut-on offrir de plus concluant qu'un fait dans lequel un malade laisse, pour ainsi dire, en passant dans un village, le germe de la maladie qu'il va le lendemain porter au sein d'une autre localité ? Un varioleux en ferait-il davantage ? Heureusement que le cercle des exceptions n'est pas renfermé dans des bornes étroites, et que la contagion épuise vainement son action contre certaines constitutions rebelles. Aussi, comme l'indique le tableau précédent, l'invasion de Nampont est une invasion accidentelle dans toute la force du terme, indépendante de toute cause locale ou générale ; elle poursuit sa marche exclusivement dans le cercle des sujets mis en rapport, et finit sans avoir, pendant son cours, exercé la moindre influence en dehors des foyers circonscrits qui s'établissaient successivement. Si dans des cas semblables on n'admet pas la contagion, à quelle cause devra-t-on rapporter la prédilection de la maladie pour les individus qui entourent les malades ?

Certains opposants me présenteront sans doute la maladie de Doualle comme une circonstance première, indépendante de toute contagion. Mais je ne me suis pas chargé de tout expliquer, et je n'ai pas dit que l'origine première dût toujours être attribuée à un fait de transmission antérieure. Décidément il faut bien que la maladie commence par quelqu'un. Je pourrais, à l'exemple de Delpech, supposer avec plus ou moins de vraisemblance que des habitants d'Argoules, qui font le commerce du houblon, ont pu, dans leurs fréquents voyages du côté de l'Artois, puiser quelque principe cholérique. Mais ce n'est pas ainsi que j'entends raisonner. Je n'admets pas de supposition, quelque vraisemblable qu'elle puisse être, et je tiens à m'appuyer exclusivement sur la vérité des faits. J'avance que Doualle eut le choléra-morbus par une cause inconnue, ce qui constitue pour moi le développement spontané, et je ne vois pas que cette circonstance soit plus étonnante que la naissance accidentelle d'une variole, d'une rougeole, d'une scarlatine, et c'est pour cela qu'on a inventé le terme *sporadique*. On me dira, sur ce point, qu'avant l'année 1832, on n'avait pas encore vu le choléra-morbus asiatique régner en France à l'état sporadique. C'est vrai ; mais il est aussi très vrai que depuis cette époque cela s'est vu grand nombre de fois, qu'on le verra probablement encore, et qu'il en fut ainsi pour plusieurs maladies qui sont venues successivement augmenter notre cadre nosologique. Lorsque la rougeole parut en France pour la première fois, elle était aussi une maladie nouvelle. Depuis, elle est restée, elle s'est montrée sous des formes variées, et a subi toutes les vicissitudes des affections susceptibles de régner sur les masses. J'ignore si le choléra-morbus asiatique se conduira de la même manière ; toujours est-il que depuis 1832, on l'a vu régner tantôt à l'état sporadique ou individuel, tantôt sur des portions de communes, et quelquefois à l'état épidémique ; et jusqu'à ce jour malheureusement il n'a rien perdu de sa gravité.

Il y a des personnes qui ne peuvent ou ne veulent absolument pas comprendre comment le choléra-morbus, s'il est contagieux, saisit les uns, épargne les autres, là se propage dans toute l'étendue d'une rue, ici borne ses ravages à une ou deux personnes. C'est là cependant l'histoire de ce qui se passe dans toutes les circonstances où certaines affections communicables se développent, sans concomitance d'une influence épidémique. On pourrait sur ce sujet raconter une foule de singularités plus merveilleuses les unes que les autres. Je vais choisir un exemple sur place, un exemple qui a produit de l'étonnement dans quelques villages. Un habitant de Fontaine-sur-Somme, antérieurement vacciné sans succès, traversa sur la fin de l'année dernière une commune où plusieurs varioles s'étaient manifestées. Quelques jours après son retour, il devint varioleux, et comme un premier malade de ce genre inspire, à la campagne, beaucoup moins d'effroi que de curiosité, il reçut un nombre considérable de visites. Deux étrangers, l'un de Long-Pré et l'autre de Long, se présentèrent une seule fois. Or, voici ce qu'il advint : à Fontaine, la maladie s'éteignit d'abord avec le premier cas, et reparut deux mois après sur un autre sujet pour s'étendre de nouveau. L'habitant de Long-Pré tomba malade, et fut le seul de sa commune. Celui de Long importa de son côté la même affection dans son village, mais fut moins heureux que son camarade ; car sa maladie fut suivie d'un grand nombre de cas postérieurs qui se succédèrent lentement, presqu'exclusivement sur des sujets de vingt ans et au-dessus ; et trois mois après la variole n'était pas encore éteinte dans cette commune. Cet exemple est d'autant plus frappant, qu'il concerne une maladie des plus contagieuses ; et l'on ne peut aucunement l'expliquer par les effets de la vaccine, car malheureusement, dans les trois villages précités, il y avait beaucoup de sujets à vacciner. Il y a donc, dans la propagation des affections communicables, un mode qui ne reconnaît aucune règle déterminée.

Autre exemple. — Un officier de santé des environs d'Abbeville avait un de ses enfants atteint de la rougeole. Pensant bien naturellement que le second ne pourrait pas éviter cette maladie, il le fit coucher avec le premier pour en finir plus vite. Mais, contre son attente, le second continua, malgré cette épreuve, à jouir d'une bonne santé. Quelques années plus tard, ce sujet invulnérable gagna la rougeole avec une étrange facilité. Ainsi donc, quelquefois, les affections contagieuses se jouent de nos expériences : des dispositions particulières présentent des obstacles insurmontables aux germes morbides; et si les faits les plus authentiques imposent la nécessité d'admettre ces conditions spéciales, je ne comprends pas pourquoi l'on serait plus exigeant à l'égard du choléra-morbus, et pourquoi l'on voudrait que cette dernière maladie, pour qu'elle fût contagieuse, le fût d'une manière toujours constante et uniforme. Les lois de la contagion seront toujours erronées tant qu'elles n'embrasseront pas la totalité des circonstances possibles. Ainsi, l'adjectif *contagieux* veut dire tout simplement *susceptible de se communiquer*, et ne dit pas qu'il doive toujours y avoir communication : reste à savoir dans quel cas la transmission s'opère, comment elle est produite, et quelles sont les causes qui paraissent la favoriser ou l'empêcher.

DOUZIÈME FAIT.

Importation, contagion étendue. 21 octobre 1833.

Pendant le mois d'octobre 1833, le choléra-morbus régnait dans une rue d'Argoules, ainsi que nous l'avons vu (10me fait), et cependant les villages environnants et les plus rapprochés restaient complètement à l'abri des attaques de cette maladie. Déjà des pluies abondantes et de violentes bourrasques avaient succédé à la longue sécheresse de l'été ; mais aucune affection répandue, aucun changement dans l'état sanitaire n'étaient apparus. A côté de deux communes récemment infectées régnaient la santé et la salubrité. Tout-à-coup le choléra-morbus se déclare à Vron, situé à six kilomètres est d'Argoules, et à quatre kilomètres sud de Nampont. Ces trois localités, envahies en octobre 1833, forment les trois points d'un triangle au milieu duquel plusieurs hameaux sont restés épargnés, comme d'autres localités très voisines.

Vron, situé à 25 kilomètres nord d'Abbeville, et presqu'en totalité sur le versant d'un rideau d'une pente assez rapide, est éloigné de tout cours d'eau. Traversé par la route de Calais, il est séparé de la vallée d'Authie par une chaîne de côteaux. Les maisons, disposées en amphithéâtre, sont ramassées par groupes, et le voisinage de la mer et la direction du rideau les expose principalement aux vents de sud-ouest, nord et nord-ouest. Au centre du village est l'église, entourée d'un cimetière tellement exigu, que l'on comprend à peine la possibilité des inhumations. Non loin de là et sur la pente même du rideau, se trouve une large place pelousée, contenant environ un hectare et demi, formant un carré long et régulier, sur les côtés duquel grand nombre de maisons sont alignées. Aucune plantation n'interrompt en ces lieux la libre circulation de l'air et l'accès des rayons solaires. Les rues sont aisément balayées par les eaux pluviales qui s'échappent au pied de la côte dans un ravin. On rencontre un assez grand nombre de maisons aisées et tenues convenablement; mais les pauvres sont, comme partout, logés dans des réduits obscurs et malpropres. Cependant les indigents sont en général moins misérables qu'ailleurs ; des propriétés communales assez étendues leur permettent l'entretien de quelques bestiaux dont le produit amène sinon l'aisance, au moins quelques douceurs inconnues dans d'autres localités.

Au total, la commune de Vron est favorablement située ; elle est extrêmement salubre, et présente des conditions sanitaires tellement avantageuses, qu'on pourrait dans ce genre la considérer comme un lieu modèle. Inaccessible au choléra-morbus de 1832, elle continuait à jouir des avantages de son heureuse position, lorsqu'elle fut subitement envahie.

François Duporge, cultivateur, âgé de 40 ans, jouissant d'une bonne santé, ayant appris qu'Elizabeth Grare (1), sa

(1) Cette fille, âgée de 26 ans, est une des deux femmes qui donnèrent des soins à Doualle, premier cas d'Argoules (10me fait). Les soins qu'elle donnait à Doualle étaient d'autant plus empressés, qu'elle se trouvait enceinte des œuvres de cet individu, et qu'elle était sur le point de l'épouser.

nièce, domiciliée à Argoules, était attaquée du choléra-morbus, voulut aller lui rendre visite. Il partit le dimanche 20 octobre 1833, au matin. Arrivé sur les lieux, et immédiatement avant qu'il entrât dans la maison de sa parente, il but deux petits verres d'eau-de-vie qu'on lui proposa, *pour chasser le mauvais air ;* je conserve ses expressions. Lorsqu'il fut dans la maison, il se garda bien d'approcher du lit de la malade ; seulement il se mit à la porte de la chambre où elle se trouvait, la considéra quelques instants, et se retira dans la pièce voisine, où il resta trois heures environ. Pendant ce temps, on lui offrit à dîner ; mais il ne put manger, car déjà il se sentait mal disposé. Il repartit pour Vron où il arriva le même jour. Le lendemain, il alla, comme de coutume, travailler dans les champs par un temps très pluvieux. Il voulait terminer un ouvrage déjà commencé, mais, saisi tout-à-coup par un froid très violent, il fut obligé de rentrer chez lui. Alors commença un dévoiement très abondant. D'abord il rendit des matières fécales, ensuite un liquide séreux ; bientôt il survint des vomissements, des crampes, etc. Appelé sur les 10 heures du soir, l'officier de santé du lieu, M. Briois, reconnut tous les symptômes du choléra-morbus, et s'empressa de mettre en usage ce qu'il y avait de plus indiqué parmi les moyens qu'il avait sous la main. Ses soins empressés, réunis à ceux de deux femmes du voisinage, furent couronnés de succès, et Duporge fut lentement rendu à la santé. Mais la maladie ne tarda pas à se propager.

2me CAS. — 26 octobre. — Catherine Dehesdin, âgée de 35 ans, l'une des gardes de Duporge, atteinte le 26 octobre du choléra-morbus algide, morte le 3 novembre.

3me CAS. — 27 octobre. — Christine Cornu, âgée de 27 ans, seconde garde de Duporge, atteinte le 27 octobre également d'un choléra très intense, guérie après avoir couru les plus grands dangers. Elle avait accompagné le n° 1er dans son voyage à Argoules.

Duporge avait cinq enfants qui tous les cinq couchaient dans la même chambre que lui. Trois d'entre eux furent atteints plus ou moins grièvement ; ce sont les suivants :

4me CAS. — 28 octobre. — François Duporge, fils du premier malade, âgé de 9 ans, atteint le 28 octobre d'une cholérine intense qui le tint au lit pendant cinq jours.

5me CAS. — 31 octobre. — Un enfant de 8 mois, fils du même, atteint le 31 obtobre des mêmes symptômes que son frère.

6me CAS. — 31 octobre. — Célina Duporge, âgée de 2 ans, fille du même, atteinte le 31 octobre d'une cholérine qui dura jusqu'au 13 novembre, et qui se changea subitement en choléra-morbus. Morte le 15 novembre.

Ces six cas composent à eux seuls une première époque de la maladie, commencée le 22 octobre et terminée le 15 novembre, jour du décès n° 6. La maison Duporge était située presque jusqu'au sommet de la grande place dont j'ai parlé et présentait des conditions satisfaisantes, à part l'encombrement de six individus couchant dans la même pièce. Les numéros 2 et 3 firent leur maladie dans deux autres maisons voisines où le mal ne s'est point propagé.

Pendant les quinze derniers jours du mois de novembre, à part un individu dont je vais parler, aucune atteinte, même légère, ne fut observée dans toute l'étendue du village, et la sécurité la plus grande avait succédé naturellement à la frayeur qu'avait occasionné cette première attaque tout-à-fait accidentelle.

Seconde époque. — 7me CAS. — 1er décembre.

Jean-Marie Broutier fils, âgé de 45 ans, atteint le 21 novembre d'un dévoiement qui ne l'empêcha pas de se livrer à ses travaux ordinaires, qui persista jusqu'au 1er décembre, et qui ce jour-là se changea subitement en choléra très grave ; il entra en convalescence le 12 décembre.

La femme de cet individu s'était transportée le 19 novembre à Argoules, pour recevoir deux jeunes orphelins de Paris, venant de perdre la personne qui les avait pour pensionnaires, la femme Delarue, morte aussi du choléra-morbus. Ces deux enfants, bien portants, furent transportés à Vron avec leur mince bagage, et placés dans la maison Broutier, située à deux pas du cimetière. C'est là qu'un nouveau foyer s'établit. Cela peut-il être considéré comme une seconde importation ? Je me contente de signaler ces antécédents et je ne saurais dire si Broutier, premier malade dans cette maison, devint cholérique par le fait des cas antérieurs, ou par la présence de deux enfants et de hardes récemment arrivés d'un lieu infecté, ou bien par une autre cause. Toujours est-il que notre individu, deux jours après l'arrivée des enfants, fut pris d'un dévoiement qui le conduisit au véritable choléra-morbus.

8me CAS. — 2 décembre. — Antoine Ostrofe, âgé de 36 ans, atteint le 2 décembre du choléra, guéri par l'usage de l'eau. Avant sa maladie, il allait très régulièrement deux fois par jour chez Broutier, n° 7, avec lequel il travaillait dans un atelier voisin.

9me CAS. — 2 décembre. — Jean-Marie Broutier, père du n° 7, âgé de 70 ans, atteint le 2 décembre d'une cholérine intense. Il demeurait dans la maison de son fils, n° 7.

10me CAS. — 4 décembre. — Marianne Clochepin, âgée

de 85 ans, atteinte le 4 décembre, morte le 8; elle demeurait chez le n° 7.

11me CAS. — 12 décembre. — Rose Clochepin, âgée de 77 ans, sœur de la précédente, atteinte le 12, morte le 19. Elle a plusieurs fois visité sa sœur, n° 10.

12me CAS. — 17 décembre. — Marie-Jeanne Barbier, âgée de 77 ans, belle-mère du n° 8, demeurant dans la même maison que lui, atteinte le 17, morte le 19.

13me CAS. — 18 décembre. — Jean-Francois Petit, âgé de 34 ans, atteint le 18, mort le 19, après dix-huit heures de maladie. Il est positif que cet individu ne s'est trouvé en contact immédiat avec aucun cholérique, car il était on ne saurait plus effrayé. Mais il travaillait dans une grange située dans la cour de la maison Broutier, n° 7. Cette grange avait deux issues, et Petit avait soin de tenir fermée celle qui donnait sur la cour. D'un autre côté, cet individu habitait une maison contiguë à celle du n° 9.

14me CAS. — 21 décembre. — Marie-Jeanne Borderet, âgée de 55 ans, atteinte le 21, morte le 23. Elle a enseveli le n° 13.

15me CAS. — 22 décembre. — Jean-Baptiste, enfant naturel, âgé de 5 ans, atteint le 22 décembre, guéri après avoir couru les plus grands dangers ; il demeurait dans la maison du n° 13.

16me CAS. — 23 décembre. — Marceline Brunel, âgée de 16 ans, demeurant vis-à-vis le n° 14, atteinte le 23, n'a pas succombé. Elle a visité le n° 13.

17me CAS. — 25 décembre. — Jean-Baptiste Brunel, âgé de 60 ans, père du n° 16, atteint le 25 d'une cholérine.

18me CAS. — 25 décembre. — Julie Sueur, âgée de 46 ans, belle-sœur du n° 17, atteinte le 25, morte le 26. Cette femme, douée d'un courage peu ordinaire, allait visiter tous les malades.

19me CAS. — 26 décembre. — Joséphine Sueur, âgée de 51 ans, femme du n° 17, atteinte le 26 d'une cholérine.

20me CAS. — 27 décembre. — Nicolas, fils naturel du n° 18, âgé de 11 ans, atteint le 17 d'une cholérine intense. Cet enfant fut vivement affecté de la mort de sa mère, et probablement le chagrin fut la principale cause de sa maladie.

21me CAS. — 28 décembre. — Marie-Thérèse Moyen, âgée de 27 ans, femme très vigoureuse, atteinte le 28, morte le 29. Elle a enseveli sa mère, n° 14.

22me CAS. — 28 décembre. — Joseph Chabaux, âgé de 8 ans, atteint le 28 de cholérine. Il demeurait chez le n° 14.

Ainsi, 15 cas de choléra-morbus, 7 de cholérine, 9 décès, voilà le total de l'invasion de Vron. J'ai cru devoir soumettre la liste détaillée de tous les individus attaqués, afin qu'on pût apprécier exactement toutes les circonstances de la contagion, comme les circonstances qui pour certaines personnes ne seraient pas suffisantes.

L'invasion comprend deux époques déjà précisées, et trois foyers principaux hors desquels la maladie n'a pris aucune extension. Les six premiers cas de la première époque regardent le premier foyer. Le second foyer est dans la maison Broutier, qui reçut d'Argoules les deux jeunes orphelins. Enfin un troisième foyer s'établit par le fait du n° 9, dans une rue un peu plus éloignée, et dans un endroit où les maisons sont très ramassées. C'est dans ce dernier que l'affection s'éteint, laissant, là seulement, quelques cas insignifiants de diarrhée.

Le choléra-morbus a donc régné dans la commune de Vron pendant 69 jours, ou bien pendant 54 jours, si l'on veut distraire la seconde quinzaine de novembre qui fut une véritable interruption. Cependant, il n'a pu se généraliser. Quand on se reporte aux circonstances de 1832 et qu'on jette un coup-d'œil sur la marche de la maladie dans les localités où elle régnait sous l'empire d'une influence épidémique, on rencontre une différence énorme. On y voit l'affection se propager à la fois dans plusieurs quartiers, sans considération des rapports entre individus, et exercer son influence sur la masse des sujets, influence trahie par des affections plus ou moins caractéristiques. A Vron, au contraire, on n'aperçoit rien de semblable, et s'il y a trois foyers, on voit qu'ils s'établissent successivement, et qu'en dehors de ces foyers, l'état sanitaire n'est aucunement altéré. Nous sommes donc autorisés à considérer l'invasion de Vron comme une invasion accidentelle, dans laquelle on trouve partout la contagion par contact immédiat, excepté seulement pour deux sujets, le n° 7, qui suggère quelques doutes sur l'origine de sa maladie, et le n° 13, qui, malgré les plus grandes précautions, n'a pu vaincre les terribles effets d'un mauvais voisinage.

Il serait difficile de dire si le choléra-morbus à Vron fut borné dans des espaces circonscrits, par la force des choses, ou bien par la réserve que les habitants s'imposèrent dans la fréquentation des lieux infectés. Les foyers morbides n'étaient pas, comme en d'autres communes, entièrement isolés, et par conséquent aussi faciles à éviter. Mais les précautions furent en raison des difficultés et de la terreur que l'attaque avait occasionnée ; elles furent portées à l'excès par les personnes qui se trouvaient obligées de passer vis-à-vis une maison infectée.

Ce serait élever une supposition tout-à-fait gratuite que d'expliquer les phases de cette invasion par les variations atmosphériques. Des pluies abondantes, des bourrasques violentes et continuelles, si elles avaient eu une influence réelle, devaient exercer leur action sur tous les quartiers indistinctement : seulement, je dois faire observer que les vents sud-ouest et ouest, alors les seuls régnants, tendaient à rejeter le mal hors du village, si toutefois le germe morbide est transportable par les vents, ce que je ne crois pas du tout. Mais si l'on attribuait quelqu'importance à la direction des vents, l'explication ne serait pas plus satisfaisante ; car beaucoup de maisons situées plus loin restèrent intactes.

Selon moi, les variations atmosphériques n'expliquent rien dans une invasion de ce genre, et la contagion fournit la seule explication admissible. La maladie ne s'étant pas comportée d'une manière épidémique, on ne saurait admettre une cause générale, et puisqu'il n'existait pas de cause générale apparente, quel mode autre que la contagion pouvait produire l'extension successive de la maladie? Attribuera-t-on des causes locales à chaque cabane infectée? Je l'accepte, si l'on veut m'indiquer pourquoi cinquante autres masures encore plus malsaines furent exemptées.

RÉFLEXIONS.

On trouve dans les ouvrages sur le choléra-morbus, et principalement dans celui de Delpech, un assez grand nombre de documents analogues à ceux que je viens d'offrir. Mais ces documents sont tous présentés d'une manière absolue, sans considération de l'influence épidémique, sous l'empire de laquelle les faits ont dû s'accomplir dans beaucoup de cas. Sous ce rapport, les histoires de contagion, recueillies à l'étranger, n'ont le plus souvent qu'une importance relative à la production de preuves ultérieures ; elles n'indiquent pas avec précision et complètement les circonstances d'une première infection, circonstances qui constituent le point capital pour la démonstration d'un fait de contagion. Elles laissent un champ trop vaste aux probabilités, et la plupart d'entre elles autorisent, jusqu'à un certain point, le doute que paraît partager la grande majorité des médecins français. On n'aura pas, je l'espère, le même reproche à faire aux documents que j'ai rapportés, et je ne crois pas que la science possède aucune observation plus complète et plus probante. Mes recherches, qui n'offriront guères le mérite de l'à-propos, peut-être ne seront pas dédaignées par ceux qui prisent par dessus tout des documents indigènes, susceptibles de vérification.

Mes faits présentent tous la contagion dans des localités et dans des circonstances où elle devait être très difficile, où elle ne rencontrait aucune prédisposition antérieure connue, et j'ai dit pourquoi j'accordais une importance exclusive à des faits de ce genre. On aura dû remarquer une sorte de complaisance dans le narré des détails antérieurs à ce que j'appelle importation, et si l'on a quelque longueurs à me reprocher, au moins, on m'accordera d'avoir dit tout ce qu'il fallait pour donner à toutes les opinions les moyens de juger mes observations. Si, dans les faits que la science possède aujourd'hui, on eût toujours tracé minutieusement les circonstances individuelles, suivi la maladie dans sa marche et montré d'abord la communicabilité dans une petite localité, avant de l'étudier sur les masses, il y aurait beaucoup moins de dissidence, et l'on posséderait des documents plus probatifs. Au contraire, souvent on a voulu expliquer ce qui n'était pas explicable, établir la contagion primitive, là où il était permis de reconnaître une autre cause de développement, citer une foule de faits généraux recueillis plus ou moins fidèlement à l'étranger, ou puisés dans la foi des autres, et l'on a fait plus d'incrédules que de partisans. Le choléra-morbus, une fois implanté sur le sol français, fournissait l'occasion d'étudier le mode de propagation de la maladie et de décider la question. Ainsi l'avait pensé l'académie royale de médecine, en formulant d'avance une série d'expériences à faire, une foule d'observations à vérifier. Mais l'attente de ce corps savant ne fut pas remplie, malgré le nombre considérable d'écrits publiés sur ce point important. La recherche des moyens curatifs semblait occuper exclusivement les médecins français, et si quelques-uns recueillirent des faits sur la propagation de la maladie, ils furent mal servis par les circonstances ou détournés par des exemples contraires et par des difficultés souvent insurmontables. Effectivement, il n'est pas toujours aisé de découvrir ce qu'a pu faire un individu, et quelle conduite il a tenue avant sa maladie, ensuite quel rapport il a pu contracter antérieurement avec des lieux suspects ou infectés. D'un autre côté, peu de médecins se sont trouvés dans l'occasion d'observer un certain nombre de faits de ce genre ; d'autres, sans doute, ont été rebutés par la difficulté d'obtenir ou de recueillir des renseignements suffisants et véridiques. J'explique ainsi la pénurie des documents relatifs à la propriété contagieuse du choléra-morbus, et je m'y crois autorisé, quand je récapitule les osblacles qu'il m'a fallu vaincre, les précautions sans nombre que j'ai dû prendre, pour que mes histoires représentassent avec fidélité l'image des évènements.

La pénurie de documents, en fait de contagion, s'applique presqu'exclusivement à l'étude du choléra-morbus en France. Parmi les observations recueillies à l'étranger, on trouve une infinité de preuves plus ou moins convaincantes. On peut, dans les ouvrages de M. Moreau de Jonnès, de Delpech et autres, suivre la propagation de la maladie depuis son berceau jusqu'à nos frontières, la voir tantôt s'arrêter devant une barrière sanitaire, tantôt transportée par une caravane, un vaisseau, un corps d'armée, un sujet isolé. Mais, à côté de ces faits, d'autres rapportent des invasions dans des localités si bien préservées, en apparence, par leur situation et par le manque absolu de rapports avec les lieux infectés, qu'on ne peut plus recevoir la contagion comme cause exclusive de développement et de propagation. D'ailleurs les médecins français sont naturellement disposés au doute ; rarement ils adoptent une opinion étrangère, avant de l'avoir soumise au creuset de l'expérience, à l'épreuve de la vérification, et souvent ils ont à se louer de leur réserve. Les opinions indigènes leur inspirent moins de défiance et sont plus aisément acceptées. Ils n'ont pas reconnu la propriété contagieuse du choléra-morbus, parce que les circonstances ne leur ont pas permis de la constater d'une manière assez péremptoire. La question est tellement importante, et touche de si près aux intérêts de l'humanité et des relations sociales, qu'elle commande le plus sérieux examen et surtout la plus grande véracité dans l'exposé des faits.

Celles de mes observations qui concernent l'année 1832, sont toutes des exemples d'une infection très circonscrite et concentrée en quelques maisons seulement. Aussi, le petit nombre de malades m'a permis de découvrir exactement presque toutes les circonstances des rapports entre individus, et de suivre le choléra-morbus dans sa filiation, depuis le premier sujet jusqu'au dernier. Dès lors, on ne saurait élever aucun doute sur le mode de propagation de la maladie dans ces faits qui viennent d'eux-mêmes certifier les faits postérieurs, comme ils peuvent expliquer des faits antérieurs et analogues. Dans des localités plus largement envahies, il faudrait pour ainsi dire ne pas quitter le théâtre de la maladie, pour suivre toutes les circonstances de la contagion, pour étudier dans leurs démarches tous les individus attaqués. Mais on ne doit plus attacher autant d'importance au total, quand on a pu constater la transmission sur les premiers sujets, et quand on voit ensuite l'affection se propager de maison en maison, dans les mêmes familles, et sévir jusqu'à la fin dans un seul quartier.

Les faits concernant 1833 et relatifs aux communes de Gueschart, Argoules et Vron, tout en conservant leur valeur en ce qui touche la communicabilité du choléra-morbus, semblent juger un point de la plus haute importance. Ils indiquent qu'un seul quartier, dans une petite localité, soumise d'ailleurs en apparence aux mêmes influences générales, peut être envahi, ravagé pendant un temps très long, sans que le mal devienne universel. C'est qu'en effet il faut des conditions particulières pour que le choléra-morbus se généralise, pour qu'il attaque à la fois plusieurs rues d'une commune rurale. Ces conditions résident dans une influence inconnue, répandue sur les masses, se traduisent par le mot de constitution médicale ou épidémique, et se dévoilent par l'apparition et la simultanéité de certaines affections qui sont les phénomènes avant-coureurs de la maladie. Elles peuvent quelquefois donner naissanee au choléra-morbus, et dans tous les cas, elles doivent singulièrement favoriser la contagion, en établissant sur les sujets une susceptibilité particulière. Si elles n'existent pas, la maladie ne règne plus que partiellement, et se propage exclusivement par voie de contagion, ainsi que nous l'avons vu dans les histoires précédemment relatées, ou bien s'éteint individuellement, comme nous l'avons montré dans plusieurs circonstances, et comme on l'a différentes fois observé. Tout cela prouve ce qui n'a pas besoin d'être prouvé, c'est qu'en fait de choléra-morbus, il n'y a pas contagion nécessaire. En définitive, une maladie, même très contagieuse, doit toujours s'arrêter quelque part.

Une autre conséquence non moins importante semble dériver naturellement des mêmes faits. S'il est vrai que le choléra soit contagieux, ils indiquent que la contagion ne s'opère qu'à des distances très rapprochées, qu'un cercle assez circonscrit possède la propriété productrice de la maladie, et qu'on peut, non loin d'un foyer d'infection accidentelle, rester en pleine sécurité. Ils établissent, en outre, qu'un nombre même considérable de malades concentrés dans un quartier n'a pas la vertu d'engendrer une influence épidémique et d'occasionner par conséquent un envahissement général, à moins que la contagion elle-même ne devienne universelle. D'où résulte nécessairement la possibilité d'imposer des bornes à la propagation du choléra-morbus dans les cas accidentels.

L'on me demandera peut-être comment j'ai su découvrir que dans certaines localités il n'existait pas d'influence épidémique semblable à celle qui paraissait dominer la maladie, dans certains foyers principaux. Je réponds : dans l'immense carrière des sciences, aucune branche des connaissances humaines ne supporte aussi largement que la médecine des hypothèses variées et différentes, cependant la médecine est une science de faits et d'observations ; mais les différences infinies qui font le partage de l'organisation des hommes deviennent d'autant plus aisément la source d'opinions contraires, qu'on est plus enclin à descendre dans l'explication des causes. Des faits viennent à chaque instant contrarier des faits analogues, et plus le domaine s'agrandit, plus il devient difficile de concilier entre elles les observations nombreuses d'une étude approfondie. Le médecin doué d'un esprit philosophique ne s'arrête pas en présence de tant de contradictions. Il sait que la matière organisée, tant qu'elle vit, n'est pas assujétie à des lois uniformes et toujours constantes, et que les plus beaux systèmes ne peuvent jamais embrasser la totalité des faits. Je ne sais pas plus qu'un autre quelle est l'essence de ce qu'on a nommé *influence épidémique*. Par là, j'entends désigner une cause inconnue, produisant des effets connus sur un certain nombre de sujets à la fois, une cause à laquelle on puisse attribuer des phénomènes morbides, d'ailleurs inexplicables. Ces effets sont des affections analogues ou semblables, qui se montrent simultanément en divers quartiers d'une localité, sans considération des rapports entre individus. Ce serait abuser des termes, que d'appeler épidémie, l'invasion d'une ou deux maisons voisines, voire même d'une seule rue dans un village, loin d'un foyer principal. L'admission de l'influence épidémique n'est donc à mon avis qu'une véritable nécessité, commandée pour l'explication d'effets simultanés, qui, naturellement, indiquent une cause généralisée. Dès l'instant que l'on a constaté l'absence complète de phénomènes généraux, on ne peut plus admettre la présence d'une influence générale; autrement ce serait établir ses preuves sur une pure supposition, et réserver sa cause inconnue comme une pierre d'attente, là même où l'on n'a pas encore un seul effet qu'on puisse lui rapporter. Veut-on fractionner cette influence générale et en faire des portions circonscrites susceptibles de s'adapter à chaque fait parcellaire? Dira-t-on que cette influence générale était répandue dans tous les villages, et que, dans toutes les histoires ci-dessus relatées, elle n'a trouvé d'attaquable qu'une ou deux familles pour chaque localité? Ou bien que son séjour a été si court qu'elle n'a pas eu le temps d'exercer son action sur des sujets plus nombreux? Je le répète, quand on est sur le terrain des causes inconnues, on peut à l'infini varier les suppositions; mais les hypothèses ne sont pas des raisons, et moins encore des preuves, et conduisent fort aisément aux subtilités. L'observateur doit être plus méticuleux dans l'appréciation des événements. Il n'a guères besoin d'admettre la présence d'une cause inconnue, quand des effets ne viennent pas la lui imposer, ni de se livrer au vague des abstractions quand à ses côtés il peut apercevoir la filiation et l'enchaînement des circonstances. Je dis donc qu'il n'y a pas influence épidémique, là où l'on ne peut constater des phénomèmes généraux et simultanés. Voilà mon opinion : mais comme je ne veux l'imposer à personne, je prierai ceux qui ne l'adopteront pas de considérer seulement, comme l'expression de la vérité, que dans tous les faits rapportés dans ce travail, l'influence épidémique n'était ni appréciable, ni trahie par des affections analogues.

Je ne saurais énumérer ni juger toutes les circonstances qui paraissent favoriser la transmission du choléra-morbus : elles sont nombreuses et sujettes d'ailleurs à une foule de variations, subordonnées elles-mêmes à tout ce que l'organisation des êtres vivants peut offrir d'exceptionnel. Sans me livrer sur ce point au vague des généralités, je ferai remarquer que presque toujours la contagion s'est opérée en raison directe de l'insalubrité des maisons. Ainsi, une maison malpropre, basse, mal ou point aérée, privée de lumière, l'encombrement de beaucoup d'individus couchant dans la même pièce, les privations qu'entraîne la misère, sont les causes les plus favorables à la propagation de la maladie ; et partant toutes les circonstances qui se rapprocheront de ces conditions faciliteront l'extension du mal. Sous ce rapport, le choléra-morbus se conduit comme toute espèce d'affection répandue ; il choisit ses plus nombreuses victimes dans la classe malheureuse, et se propage avec d'autant plus de rapidité que les habitants sont plus rapprochés. S'il était un jour possible d'améliorer le sort des pauvres de nos campagnes, les premiers soins seraient réclamés par leurs misérables cabanes, dans lesquelles vivent des familles nombreuses, premier aliment de toute affection épidémique ou contagieuse. J'ai vu quelquefois des personnes attaquées du choléra-morbus dans des maisons spacieuses où l'aisance avait préparé le domicile des lois hygiéniques, j'ai vu ces personnes fréquentées par leurs parents, et beaucoup plus rarement dans ce cas des exemples de contagion. Aussi, je crois fermement que le choléra-morbus importé dans un lieu de ce genre serait facilement enrayé dans sa marche, et finirait très ordinairement avec le premier ou le second malade. Cet aveu pourra peut-être fournir des armes à mes adversaires, et les conduira peut-être à ne voir dans mes observations que des exemples d'infection plus ou moins étendue. Infection, contagion circonscrite, comme on voudra; je n'entends pas augmenter la valeur des faits, ni torturer ceux-ci pour les plier à mon opinion. Mais cela n'empêchera pas que le choléra-morbus ne soit transportable d'un pays dans un autre, et communicable d'un individu malade à un sujet sain: voilà tout ce que je cherche à démontrer.

On a souvent cité la peur comme une des prédispositions les plus efficaces pour le développement du choléra-morbus. Cette passion, dont l'influence est toutefois soumise à de nombreuses exceptions, doit aussi singulièrement favoriser la contagion. Elle semble être le partage des habitants des campagnes, et si, à elle seule, elle pouvait produire la maladie, nous aurions encore beaucoup plus de victimes à regretter. Mais la peur, qui tue les forces d'un adulte plein de vigueur, quand il est menacé d'une maladie souvent mortelle, est un sentiment presqu'inconnu dans le jeune âge, et l'attaque successive de nombreux enfants dans une maison primitivement envahie, est un fait qui présente la contagion dans toute sa nudité.

Je suis devenu, malgré mes idées premières, ce qu'on appelle *contagioniste*, et les faits qui ont changé mon opinion sont venus m'imposer une opinion mixte. Je ne crois pas que le choléra-morbus se propage par un mode exclusif et toujours identique. Je reconnais que des lieux ont été infectés sans communication préalable, et j'affirme, d'après les faits, que beaucoup d'autres ont reçu la maladie par importation. Suivant mes idées, on pourrait, dans l'imminence d'une invasion, diviser les localités en deux classes : les unes *susceptibles*, pour me servir d'une expression reçue dans le régime sanitaire, c'est-à-dire, présentant des affections régnantes, signes avant-coureurs du choléra ; les autres, au contraire, *salubres* et entièrement étrangères à toute espèce d'influence épidémique. Les premières, en vertu de leur prédisposition, seront difficilement préservées, et le premier cas, chez elles, sera l'annonce d'une attaque générale ; tandis que les secondes, plus favorisées, pourront presque toujours imposer une barrière insurmontable à l'entrée du fléau. Il suffira pour celles-ci d'interrompre tous rapports avec les lieux infectés, et encore si quelque circonstance fortuite amène dans leur sein quelque principe de contagion, de sages mesures et l'isolement, surtout, anéantiront sans peine le germe du mal dans le lieu même de son premier développement. Ces idées m'ont guidé dans ces derniers temps, et je n'ai pas craint d'avouer la contagion à Gueschart, à Vron, à Argoules, où le danger des communications était plus qu'évident. Tout récemment encore (le 6 janvier 1834), appelé pour constater l'existence du choléra-morbus dans la commune de Longpré, située dans la vallée de Somme, je trouvai chaque maison infectée remplie d'une foule d'individus chez lesquels la curiosité l'emportait sur la peur. Deux ou trois citations prises sur les lieux éloignèrent rapidement les gens inutiles, et dans ma seconde visite, les malades n'avaient plus auprès d'eux que les personnes affectées à leurs soins. Mes recommandations étaient malheureusement trop tardives, et cependant, si je m'en rapporte aux événements et à la facilité avec laquelle la maladie paraissait se communiquer dans les mêmes familles, je reste persuadé que mes avis eurent pour effet de prévenir grand nombre d'accidents.

Ce n'est pas encore le moment de traiter des mesures sanitaires et d'examiner les précautions que l'on doit prendre dans les cas d'invasion, ou dans les cas de simples menaces. A la vérité, le doute commande la prudence; mais quand la prudence a été vaincue par la force des choses, le sujet en litige rentre dans la loi commune, et l'on doit procéder logiquement. Lorsque la communicabilité du choléra-morbus sera prouvée, et généralement adoptée, quand on saura précisément à quel degré et à quelle distance cette maladie est communicable, si elle est transmissible par des individus seulement, ou bien à la fois par des individus et des corps inertes, alors on devra franchement aborder la question des mesures sanitaires. En attendant, l'autorité peut sagement prescrire des dispositions sur la valeur desquelles la science n'est pas encore en mesure de se prononcer.

Pour découvrir si certains corps inertes sont susceptibles de rester pendant un temps quelconque imprégnés du germe cholérique, et devenir ainsi des agents de transmission, il faudrait longuement multiplier les expériences. D'abord on devrait opérer sur des objets sortant d'un lit mortuaire, et transportés dans une localité salubre, et répéter l'épreuve un grand nombre de fois sur des individus de diverses conditions. Mais on ne trouverait guères, pour sujets d'une pareille tentative, que des médecins, dont le courage et le peu de susceptibilité établiraient une véritable incompétence dans l'espèce. Le temps et les évènements seuls traduiront cette question difficile à la barre de la science, s'il est donné quelque jour aux observateurs de pouvoir étudier les circonstances toujours obscures de la contagion médiate. Des obstacles nombreux se montrent à chaque instant, quand on veut remonter à la source d'une première invasion, dans le cas de communication par un individu, que sera-ce, quand on voudra décrire l'itinéraire d'un bonnet, d'une chemise et d'une infinité de hardes ? Ou bien, sur une échelle plus large, préciser les marchandises infectées dans la cale d'un vaisseau ? Cependant quelques faits méritent d'être signalés. Parmi les individus chez lesquels j'ai cru constater la communication du choléra-morbus, plusieurs avaient manié ou lavé des hardes de cholériques ; d'autres, chargés d'ensevelir les cadavres, avaient, par suite de l'usage établi dans certains villages, acquis la propriété de draps, chemises, etc., dernières enveloppes des défunts. Mais comment ici faire la part des hommes et des choses ? Comment découvrir si tel sujet a gagné la maladie en faisant un paquet de hardes, ou bien en subissant dans une chambre infectée les miasmes d'un cadavre ou d'un moribond ?

Jusqu'à présent, la communicabilité du choléra-morbus me paraît démontrée, seulement par la voie des individus. Les malades seuls sembleraient renfermer ou exhaler autour d'eux les principes morbifiques, et pour qu'un sujet préalablement soumis à l'influence de ces principes inconnus pût à son tour propager la maladie, il faudrait qu'il devînt cholérique. Sans cette condition, il n'y aurait plus de contagion, et tout individu qui aurait, même longtemps, fréquenté des pays infectés, ne serait point l'agent d'une importation ou d'une invasion, s'il n'était pas lui-même atteint de premier des symptômes caractéristiques. On pourrait donc en toutes circonstances conserver impunément des rapports avec les sujets antérieurement exposés, tant qu'ils resteraient sains. Le danger résiderait exclusivement dans la fréquentation des malades.

En adoptant ces conséquences, qu'une observation exacte nous indique, nous semblons à la vérité préjuger la question de la contagion médiate. Telle n'est pas notre intention. Cependant nous parlons d'après les faits, et nous établissons seulement ce qui nous est démontré par eux. Si quelque jour on est forcé d'admettre la transmission par la voie des corps inertes, c'est qu'on aura recueilli des observations nouvelles et fourni des preuves péremptoires; alors on saura peut-être jusqu'à quel point des vêtements, par exemple, doivent être imprégnés de miasmes cholériques, pour être susceptibles d'engendrer la maladie et de la colporter. Dans l'état actuel, le maniement des linges affectés aux malades seul paraît pernicieux, et, sur ce point, les faits acquis inspirent autant de doutes que de réalités.

Je ne m'étendrai pas davantage sur les conséquences qui paraissent résulter de mes observations; et de plus longs développements seraient peut-être déplacés dans l'état actuel de la question. Dans tous les cas, quel que peu d'importance que l'on attache à mes remarques, les faits resteront et pourront servir à résoudre une partie des questions proposées par l'académie royale de médecine, dans son rapport du 13 septembre 1831. Ils prouveront que si le choléra-morbus a souvent, dans sa marche, présenté des espèces d'irrégularités qui sont venues déranger tous les calculs de prévision, toutes les données que l'étude des faits antérieurs pouvait établir, ces irrégularités ne sont souvent en réalité qu'apparentes, et disparaissent bientôt, quand on peut étudier et découvrir la filiation des évènements. Jusqu'à présent, en effet, on n'a guère étudié la marche du choléra-morbus qu'au milieu des grandes populations, dans des villes où l'on n'avait pour se guider que le total quotidien des attaques et des décès, sans qu'il fût possible à personne de saisir l'enchaînement des circonstances et des rapports. Il faut compulser un déluge d'écrits, pour rencontrer quelques notices incomplètes sur des invasions accidentelles ou circonscrites. Des recherches assidues et opiniâtres découvrent souvent des origines certaines, des conséquences naturelles là où l'on ne voyait auparavant que hasard ou fatalité, et je suis bien persuadé que si, par la suite, des observateurs veulent se donner la peine d'étudier avec soin la naissance et la marche d'une nouvelle attaque de choléra-morbus, on expliquera sans difficulté bien des circonstances maintenant incompréhensibles. Ce qui s'est passé dans l'arrondissement d'Abbeville a dû nécessairement se présenter dans une foule de localités, et c'est ici le cas de faire un appel aux praticiens qui, par leur position, ont rencontré des faits analogues aux miens, et qui ont eu la précaution de conserver des notes sur les évènements de 1832. Ainsi M. Dutens, sous préfet d'Abbeville, témoin d'une partie de mes recherches sur les invasions récentes, m'a positivement affirmé qu'à l'époque où il administrait l'arrondissement de Nogent-le-Rotrou, le choléra-morbus avait été importé dans deux communes populeuses, d'abord à Authon, chef-lieu de canton, par une nourrice venant de Paris, ensuite à Montigny-le-Chartif, par un habitant qui était allé travailler à Illiërs, où la maladie faisait alors de grands ravages, et que dans ces deux localités l'affection s'était ensuite propagée dans un seul quartier où elle semblait se communiquer par voie de contagion. Dans tous les cas, les histoires que j'ai rapportées n'attendent pas des faits certificatifs pour posséder une valeur réelle. Douze exemples semblables, dont plusieurs concernent deux localités, établissent une preuve imposante. J'ai lieu de les croire suffisants, et j'ai négligé ceux sur lesquels les renseignements n'étaient pas complets. Toutefois, je suis arrivé par mes recherches à cette conséquence, que sur environ cinquante de nos villages envahis en 1832 par le choléra-morbus, la maladie fut importée dans la grande majorité. Aussi, dans nos contrées, presque tous les praticiens de la campagne admettent-ils la contagion.

Au résumé, je pense avoir prouvé par des faits patents que le choléra-morbus était susceptible : 1° d'être importé par un individu, d'un pays infecté d'une manière quelconque dans une localité salubre ; 2° d'être communiqué d'un sujet malade à un sujet sain, aussi dans une localité salubre, sans prédisposition générale, épidémique du moins appréciable ; à plus forte raison de pouvoir, dans un lieu insalubre, se propager par voie de contagion, en même temps qu'il est censé se propager par influence épidémique.

De deux choses l'une : ou les faits que j'ai rapportés démontrent la propriété contagieuse ou communicable du choléra-morbus, ou bien ils ne prouvent rien dans la question. S'ils ne prouvent rien, il faut absolument renoncer à toute recherche, et croire qu'on n'obtiendra jamais aucune pièce de conviction ; car il est impossible d'offrir des documents plus forts en moyens probatifs. Si, au contraire, dans mes observations, il a été suffisamment établi que le choléra-morbus a été communiqué d'un individu à un autre, la question de la contagion est et demeure résolue en principe, et pour tout le monde ; car mes faits appartiennent maintenant à la science et ne redoutent aucunement l'épreuve de la vérification.

FIN.

Abbeville, le 31 Mars 1834.

www.ingramcontent.com/pod-product-compliance
Ingram Content Group UK Ltd.
Pitfield, Milton Keynes, MK11 3LW, UK
UKHW021110200726
13857UKWH00003B/1163